Essentials
of
Psychiatric Diagnosis
Responding to the Challenge of
DSM-5®
精神疾患診断のエッセンス
DSM-5の上手な使い方

［著］
アレン・フランセス
Allen Frances

［訳］
大野 裕
Yutaka Ono

中川敦夫
Atsuo Nakagawa

柳沢圭子
Keiko Yanagisawa

金剛出版

ESSENTIALS OF PSYCHIATRIC DIAGNOSIS
Responding to the Challenge of DSM-5®
by
Allen Frances, MD

Copyright ©2013 The Guilford Press.
A Division of Guilford Publications, Inc.

Japanese translation rights arranged with
The Guilford Press, A Division of Guilford Publications. Inc.
through Japan UNI Agency, Inc., Tokyo

日本版への序

　米国人によって書かれた精神疾患診断のガイドは，日本の精神科医やプライマリケア医に役に立つのだろうか？　私たちは，たしかに役に立つと考えているが，日本の患者に使う場合には，ある種の文化的違いを考慮する必要があるということも指摘しておく必要がある。

　生物学的にみれば，私たちは，違いよりも共通点の方がずっと多い。人種間の身体的な違いというのは，わずか1万年前に生じたごくわずかの遺伝子の変化によって生じた表面的なものに過ぎない。生物学的な違いは表面的でしかなく，精神医学的な問題にはまったくといっていいほど関係してこないだろう。

　一方，社会文化的状況は，精神疾患の形態やその内容に大きく影響するし，時代や場所によっても劇的に違ってくる。現代に生きている私たちはおそらく，5万年前に生きていた人たちと基本的には変わらないだろう。しかし，精神的苦痛の体験様式や分類方法は大きく違っている。5万年前には，精神的苦痛はタブーを破ったことによる怒りの霊の呪いとして体験されていた。現代でも一部の地域では同じかもしれないが，大半の地域では，生物学的要因と心理学的要因，およびストレスの相互作用によって生じたものとして受け取られている。人の苦痛は，人の存在に普遍的に伴う避けがたいものであるが，その表現型は時代や文化によってさまざまに変化する。

そうだとすれば，精神科の診断の歴史が熱狂とファッションの歴史であったとしても驚きではない。さまざまな精神疾患概念が，人気になったり飽きられたりする。DSMは精神科診断のバイブルではない。精神疾患を仕分けするための，文化や時代と結合した指針でしかないのだ。DSMが規定した精神疾患は，米国および日本での現在の臨床実践にはきわめて有用なものである。しかし，それは，現代社会の中で一時的に構築された体系でしかなく，それぞれの文化の中で柔軟に用いられなくてはならないものである。DSMの中に記載されている精神疾患の大半は，日本の臨床家にもよく知られたものであり，簡単に使うことができるはずだ。しかし，日本では，米国とは異なった現れ方をして，異なった分類が必要になる可能性があることを意識しておくといいだろう。

　引きこもりと呼ばれる現象について，日本で議論されていると聞いているが，米国ではそうした状態を目にすることは多くない。通常の活動から身を引き，ほとんどの時間を部屋に閉じこもって過ごすようになると，コンピュータゲームにふけるようになる。それが極端になると，食事にさえ出てこなくなる。そうした状態を目にすると，米国の精神科医は広場恐怖という診断名をつけるだろう。

　社交恐怖の症状を持つ米国の患者は一般に，他の人から恥ずかしい思いをさせられたり馬鹿にされたりすることを恐れている。日本の場合は，対人恐怖症の概念からすると，他の人に恥ずかしい思いをさせることを恐れていることが多いように思える。

　うつ病も，たとえば米国では悲しみや興味の喪失，絶望感や無力感を主訴として受診するのに対して，日本では頭痛や食欲減退，不眠などの身体症状を主訴として受診するといった違いがあるのではないだろうか。日本では，schizophreniaの訳語を精神分裂病から統合失調症に変えたが，こうしたことも精神疾患に対する視点の違いを反映している可能性がある。

　臨床家は，特定の診断システムに奴隷のようにしたがうべきではない。患者は，文化が違えばもちろんのこと，同じ文化の中でも驚くほど多様である。診断と治療にあたっては，個々の患者に目を向

けた柔軟で懸命な視点を忘れてはならない。私が本書で示した診断の指針が，皆さんの診断の一助となり，真に患者の役に立つ治療に結び付くことを願っている。

Allen Frances

訳者の序

　本書の著者Allen Frances博士は，アメリカ精神神経学会の『精神疾患の診断・統計マニュアル第5版（DSM-5）』の発刊に合わせて，本書『精神疾患診断のエッセンス』と『〈正常〉を救え』（講談社）の2冊の本を立て続けに上梓した。臨床家として現状に黙っていられなかったからだ。

　臨床家は，悩みを抱えた人の側に立って，その人たちのために力を尽くす。決して，専門家としての自分の野望を満たしたり，専門家としての立場を守ったりするために精神医療を使うべきではない。ところが，DSM-5の作成過程を見ていると，専門家としての矜持を保っているとは思えなかった。だから，Allen Frances博士はいても立ってもいられなくなって，小さなブラックベリーでこれだけ多くの仕事を一気に成し遂げたのだ。

　DSM-5は，作成にあたって，いくつかの野心的なテーマを掲げた。それは，生物学的指標の導入，予防概念の導入，そして精神疾患の数値化である。しかし，生物学的指標を導入するにはエビデンスが決定的に不足していた。予防概念を導入するには，false positiveが多くなりすぎて，かえって偏見を助長する懸念が生じた。しかも，予防のための手立てが確立していない中では，不適切な介入が行われるリスクが高くなることも問題になった。また，精神疾患は，数値で表現したり評価したりするのにはなじまない。こうし

て，DSM-5の最初の野心はすべて実現できなくなり，最終的に，DSM-IVを踏襲することになった。こうした背景の中で，米国精神保健研究所（NIMH）はDSM-5への研究資金の提供を見送り，自らが生物学的研究（RDoC）を推し進めることになった。

この経緯は，単に精神医学専門家だけでなく，マスコミや非専門家を巻き込んだ精神疾患をめぐる議論を巻き起こした。その詳細は『〈正常〉を救え』にゆずるが，さてその中で専門家としてこれまでの知見を精神疾患に苦しむ人たちのためにどのように使うことができるかという課題に真摯に向かい合って書かれたのが，本書である。

海外に限らず，わが国でも，医学の現状をいたずらに批判する書籍や記事が目につく。医者にかかると命を落とすといった極論まで飛び出す始末だ。精神医学に対しても，薬物療法批判など，同様の批判が繰り返される。たしかに極論は目を引くし，痛快でもあるがきわめて危険だ。こうした批判は，医学の置かれた現状に限界があることを指摘しているという点では意味がなくもないが，その限界の中で最大限の力を発揮するのが専門家の役目でもある。

薬物療法にしても，私が専門にする認知療法・認知行動療法にしても，魔法の治療法ではない。しかし，それぞれに一定の効果が期待できる治療法であることは間違いない。私たち専門家は，そうした限界があることを承知した上で効果も期待できる手立てを工夫しながら駆使して，精神疾患を抱えた人たちが自分らしく生きていけるように手助けしていく。そのためには，医師不要論や医師絶対論といった極論は必要ない。現実に目を向けながら今できるだけの力を尽くしていくことこそが，専門家と呼ばれる人間にとって必要なことなのだ。

なお，本書で用いたカテゴリー分類名は，DSM-5の訳語について検討した日本精神神経学会の精神科病名検討連絡会の答申に準拠した。病名連絡検討会ではdisorderの訳語を，これまでの「障害」から「症」に変更する可能性が議論された。偏見を和らげようという意図からだが，反対意見も強く，最終的には「症」と「障害」が混在することになった。私は，偏見をなくすという意見にまったく異

論はない．とくに小児の場合には重要な配慮である．しかし，その一方で，「症」と訳すとDSMのカテゴリー分類に含まれる機能障害の概念が含まれなくなり，過剰診断や過剰治療につながるリスクが生じる．また同じカテゴリーに新しい用語を導入することによって無用な混乱が生じる可能性もあり，用語（訳語）の変更は慎重であるべきと考えている．そのような考えから，本書では，新しく提案された訳語とDSM-IVで使われていた従来の訳語とを並列で表記する際に，日本語版DSM-5とは逆に，従来の訳語を先に並べることにした．

もっとも，訳語は訳語でしかなく，診断名がどうであれ，個々の患者を一人の人として診立てて適切な治療を提供することの方がはるかに重要であることは言うまでもない．そのことを，私はAllen Frances博士から教わってきたが，本書にはそのエッセンスが詰まっている．ブロードウェイでひづめの音が聞えたら，シマウマではなく馬だと思えという彼の警告を，私たちは忘れるべきではない．彼は，珍しい動物と同様に，珍しい疾患は興味深いが，実生活においてみることはほとんどないと言う．疑いがある場合は，ほとんど目にすることのない病気を考えるのではなく，可能性の高い病気をまず考えるべきなのである．

正確な診断は大きな利益をもたらすが，不正確な診断は大きな不幸をもたらすという臨床家としての彼の思いが，本書を通じて日本の専門家に，そして専門家以外の方々に届くことを，訳者として切に願っている．

大野　裕

目次

日本版への序—— iii
訳者の序—— vi

第1章 本書の使い方　　3

How to Use This Book

本書が対象とする読者—— 4
本書の構成—— 5
過剰診断を抑え，流行診断を避ける—— 7
DSM-5の問題点—— 8
DSM-5を読み解く上での注意 —— 10
診断面接—— 10
段階的診断法—— 18
診断のための12の一般的なコツ—— 21

第2章 一般に小児期または青年期に最初に診断される疾患　24

Disorders Usually First Diagnosed in Childhood and Adolescence

注意欠如・多動性障害／注意欠如・多動症（ADHD）—— 25
- **314.01** 注意欠如・多動性障害／注意欠如・多動症，多動性・衝動性優勢型—— 25
- **314.00** 注意欠如・多動性障害／注意欠如・多動症，不注意優勢型—— 25
- **314.01** 注意欠如・多動性障害／注意欠如・多動症，混合型—— 25
- **314.9** 特定不能の注意欠如・多動性障害／注意欠如・多動症—— 25

(DSM-5を読み解く上での注意) ADHDと年齢—— 26

素行障害／素行症と反抗挑戦性障害／反抗挑発症—— 29
- **312.81** 素行障害／素行症，小児期発症型—— 29
- **312.82** 素行障害／素行症，青年期発症型—— 29
- **312.89** 素行障害／素行症，発症年齢特定不能—— 29
- **313.81** 反抗挑戦性障害／反抗挑発症（ODD）—— 32
- **312.9** 特定不能の破壊的行動障害—— 34

- **299.00** 自閉症スペクトラム障害／自閉スペクトラム症—— 34
- **309.21** 分離不安障害／分離不安症—— 38
- **319** 知的能力障害（知的発達障害）—— 40

学習障害—— 42
- **315.00** 読字障害（読字理解，速度，正確性における特定の問題）—— 42
- **315.1** 算数障害（計算，数字・記号の模写，それらの理解における特定の問題）—— 42
- **314.2** 書字表出障害（文法，文構成，文章作成における特定の問題）—— 42
- **315.9** 特定不能—— 42

食行動障害—— 44
- **307.52** 異食症—— 44
- **307.53** 反芻性障害／反芻症—— 45

排泄症群——— 46
- **787.6** 遺糞症，便秘と溢流性失禁を伴うもの——— 46
- **787.7** 遺糞症，便秘と溢流性失禁を伴わないもの——— 46
- **307.6** 遺尿症——— 47

第3章 抑うつ障害群

Depressive Disorders

大うつ病性障害／うつ病——— 49
- **296.21** 大うつ病性障害／うつ病，単一エピソード，軽症——— 49
- **296.22** 大うつ病性障害／うつ病，単一エピソード，中等症——— 50
- **296.23** 大うつ病性障害／うつ病，単一エピソード，重症，精神病性病像の特徴を伴わないもの——— 50
- **296.24** 大うつ病性障害／うつ病，単一エピソード，重症，精神病性病像の特徴を伴うもの——— 50
- **296.31** 大うつ病性障害／うつ病，反復性，軽症——— 50
- **296.32** 大うつ病性障害／うつ病，反復性，中等症——— 50
- **296.33** 大うつ病性障害／うつ病，反復性，重症，精神病性病像の特徴を伴わないもの——— 50
- **296.34** 大うつ病性障害／うつ病，反復性，重症，精神病性病像の特徴を伴うもの——— 50

DSM-5を読み解く上での注意 悲嘆 vs. 大うつ病性障害／うつ病——— 55

- **300.4** 持続性抑うつ障害（気分変調症）——— 56
- **625.4** 月経前不快気分障害——— 58

物質誘発性抑うつ障害——— 59
- **291.89** アルコール誘発性——— 59
- **292.84** 他の物質誘発性（物質を示すこと）——— 59

- **293.83** 他の医学的疾患による抑うつ障害（医学的疾患を示すこと）——— 60
- **311** 特定不能の抑うつ障害——— 62
- **296.60** 特定不能の気分障害——— 62

DSM-5を読み解く上での注意
重篤気分調節症（Disruptive Mood Dysregulation Disorder）——— 63

第4章 双極性障害群

Bipolar Disorders

296.XX 双極I型障害—— 64
- 4桁目の意味—— 64
  - **.0x** 双極I型障害, 初回躁病エピソード—— 64
  - **.40** 双極I型障害, 直近のエピソードが軽躁—— 64
  - **.4x** 双極I型障害, 直近のエピソードが躁—— 65
  - **.5x** 双極I型障害, 直近のエピソードが抑うつ—— 65
  - **.6x** 双極I型障害, 直近のエピソードが混合型—— 65
  - **.7** 双極I型障害, 直近のエピソードが特定不能—— 65
- 5桁目のコード—— 65
  - **.x1** 軽度—— 65
  - **.x2** 中等度—— 65
  - **.x3** 重度—— 65
  - **.x4** 精神病性病像を伴う重度—— 65
  - **.x5** 部分寛解—— 65
  - **.x6** 完全寛解—— 65
  - **.x0** 特定不能—— 65

（**DSM-5を読み解く上での注意**）小児双極性障害の流行—— 69

296.89 双極II型障害—— 70

301.13 気分循環性障害—— 74

物質誘発性双極性障害—— 75
- **291.89** アルコール誘発性—— 75
- **292.84** 他の物質誘発性（物質を示すこと）—— 75

283.83 他の医学的疾患による双極性障害（医学的疾患を示すこと）—— 76

296.80 特定不能の双極性障害—— 78

296.90 特定不能の気分障害—— 78

第5章 不安障害／不安症群　　　　79

Anxiety Disorders

パニック障害／パニック症——— 79
- **300.21** 広場恐怖症を伴うパニック障害／パニック症——— 79
- **300.01** 広場恐怖症を伴わないパニック障害／パニック症——— 79

300.22 広場恐怖症——— 83

300.23 社交不安障害／社交不安症（社交恐怖）——— 86

300.29 限局性恐怖症——— 89

300.02 全般性不安障害／全般不安症——— 91

> **DSM-5を読み解く上での注意**
> 全般性不安障害／全般不安症の過剰診断——— 92

293.84 他の医学的疾患による不安障害／不安症（医学的疾患を示すこと）——— 94

物質誘発性不安障害／不安症——— 95
- **291.89** アルコール誘発性——— 95
- **292.89** 他の物質誘発性（物質を示すこと）——— 95

300.00 特定不能の不安障害／不安症——— 96

第6章 強迫性障害／強迫症および関連障害／関連症群　　　　97

Obsessive-Compulsive and Related Disorders

303.3 強迫性障害／強迫症——— 98

300.7 身体醜形障害／醜形恐怖症——— 103

300.3 ためこみ症——— 105

チック障害／チック症——— 107
- **307.23** トゥレット障害／トゥレット症——— 107
- **307.22** 持続性（慢性）運動または音声チック障害／チック症——— 107
- **307.21** 暫定的チック障害／チック症——— 107

333.3	物質誘発性チック障害／チック症（物質を示すこと）	107
333.3	他の医学的疾患によるチック障害／チック症（医学的疾患を示すこと）	107
307.20	特定不能のチック障害／チック症	107
312.39	抜毛症	109
292.9	物質誘発性強迫性障害／強迫症または関連障害／関連症	110
293.84	他の医学的身体疾患による強迫性障害／強迫症または関連障害／関連症（医学的疾患を示すこと）	110
300.00	特定不能の強迫性障害／強迫症または関連障害／関連症	111

第7章 心的外傷およびストレス因関連障害群　112

Trauma- and Stressor-Related Disorders

309.81	心的外傷後ストレス障害（PTSD）	112
（DSM-5を読み解く上での注意）ストレス因子のゲートキーパー		114
308.3	急性ストレス障害	116
309.89	特定不能の心的外傷およびストレス因関連障害	116

適応障害 —— 117

309.0	適応障害，抑うつ気分を伴う	117
309.24	適応障害，不安を伴う	117
309.28	適応障害，不安と抑うつ気分の混合を伴う	117
309.3	適応障害，素行の障害を伴う	117
309.4	適応障害，情動と素行の障害の混合を伴う	117
309.9	特定不能の適応障害	117

第8章 統合失調症スペクトラムおよび他の精神病性障害群　　119

Schizophrenia Spectrum and Other Psychotic Disorders

- **295.9**　統合失調症 —— 120
- **295.40**　統合失調症様障害 —— 126
- **295.70**　統合失調感情障害 —— 126
- **297.1**　妄想性障害 —— 127
- **297.3**　共有精神病性障害（二人組精神病）—— 131
- **298.8**　短期精神病性障害 —— 132
- 物質誘発性精神病性障害　134
  - **291.9**　アルコール誘発性 —— 134
  - **292.9**　他の物質誘発性（物質を示すこと）—— 134
- **293.xx**　他の医学的疾患による精神病性障害（医学的疾患を示すこと）—— 135
  - **.81**　妄想を伴う —— 135
  - **.82**　幻覚を伴う —— 135
- **293.89**　他の医学的疾患による緊張病性障害（医学的疾患を示すこと）—— 135
- **298.9**　特定不能の精神病性障害 —— 137

〔DSM-5を読み解く上での注意〕
減弱精神病症候群（準精神病症候群）〈Attenuated Psychosis Syndrome〉—— 137

第9章 物質関連障害および嗜癖性障害群　　138

Substance-Related Disorders and Addictive Disorders

〔DSM-5を読み解く上での注意〕 物質乱用と物質依存 —— 138

- 物質依存 —— 140
  - **303.9**　アルコール依存 —— 140
  - **304.40**　アンフェタミン依存 —— 140
  - **304.30**　大麻依存 —— 140

304.20	コカイン依存	140
304.30	幻覚剤依存	140
304.60	吸入剤依存	140
304.00	アヘン類依存	140
304.60	フェンシクリジン依存	140
304.10	鎮静剤，催眠剤，または抗不安薬依存	140
305.1	たばこ依存	140
304.80	多物質依存	140
304.90	他の（または不明の）物質依存（物質を示すこと）	140

物質乱用 —— 143

305.00	アルコール乱用	143
305.70	アンフェタミン乱用	143
305.20	大麻乱用	143
305.60	コカイン乱用	143
305.30	幻覚剤乱用	143
305.90	吸入剤乱用	143
305.50	アヘン類乱用	143
305.90	フェンシクリジン乱用	143
305.40	鎮静剤，催眠剤，または抗不安薬乱用	143
305.90	他の（または不明の）物質乱用（物質を示すこと）	143

物質中毒 —— 145

303.00	アルコール中毒	145
292.89	他の（または不明の）物質中毒（物質を示すこと）	145

物質離脱 —— 146

291.81	アルコール離脱	146
292.0	他の（または不明の）物質離脱（物質を示すこと）	146

物質誘発性精神障害 —— 147

（ DSM-5を読み解く上での注意 ）
　病的賭博（ギャンブル障害）とその他の行動嗜癖 —— 148

第10章 神経認知障害群

Neurocognitive Disorders

せん妄 ——— 151

- **293.0** 他の医学的疾患によるせん妄（医学的疾患を示すこと）——— 151
- **291.0** アルコール誘発性 ——— 151
- **292.81** 他の物質誘発性（物質名を示すこと）——— 151
- **780.09** 特定不能のせん妄 ——— 151

認知症 ——— 155

- **294.xx** アルツハイマー病による認知症 ——— 155
  - **.10** 行動の障害を伴うもの ——— 155
  - **.11** 行動の障害を伴わないもの ——— 155
- **290.xx** 血管性認知症 ——— 155
  - **.40** 併発症状のないもの ——— 155
  - **.41** せん妄を伴うもの ——— 155
  - **.42** 妄想を伴うもの ——— 155
  - **.43** 抑うつ気分を伴うもの ——— 155
- **294.xx** 外傷性脳損傷による認知症 ——— 155
  - **.10** 行動の障害を伴うもの ——— 155
  - **.11** 行動の障害を伴わないもの ——— 155
- **294.xx** パーキンソン病による認知症 ——— 155
  - **.10** 行動の障害を伴うもの ——— 155
  - **.11** 行動の障害を伴わないもの ——— 155
- **294.xx** レビー小体病型認知症 ——— 155
  - **.10** 行動の障害を伴うもの ——— 155
  - **.11** 行動の障害を伴わないもの ——— 155
- **294.xx** HIV感染による認知症 ——— 155
  - **.10** 行動の障害を伴うもの ——— 155
  - **.11** 行動の障害を伴わないもの ——— 156
- **294.xx** 前頭側頭型による認知症 ——— 156
  - **.10** 行動の障害を伴うもの ——— 156
  - **.11** 行動の障害を伴わないもの ——— 156
- **294.xx** ハンチントン病による認知症 ——— 156

	.10	行動の障害を伴うもの—— 156
	.11	行動の障害を伴わないもの—— 156
294.xx		プリオン病による認知症—— 156
	.10	行動の障害を伴うもの—— 156
	.11	行動の障害を伴わないもの—— 156
291.2		アルコール誘発性—— 156
292.82		他の物質誘発性（物質名を示すこと）—— 156

軽度認知症—— 160

(DSM-5を読み解く上での注意)
軽度認知症（Mild Neurocognitive Disorder）—— 160

294.8 特定不能の神経認知障害—— 161

第11章 パーソナリティ障害群　　162

Personality Disorders

301.83	境界性パーソナリティ障害—— 163
301.7	反社会性パーソナリティ障害—— 164
301.81	自己愛性パーソナリティ障害—— 164
301.50	演技性パーソナリティ障害—— 164
301.4	強迫性パーソナリティ障害—— 165
301.82	回避性パーソナリティ障害—— 165
301.6	依存性パーソナリティ障害—— 165
301.0	妄想性パーソナリティ障害／猜疑性パーソナリティ障害 —— 166
301.20	スキゾイドパーソナリティ障害／シゾイドパーソナリティ障害—— 166
301.22	統合失調型パーソナリティ障害—— 166
310.1	他の医学的疾患によるパーソナリティ変化（医学的疾患を示すこと）—— 167
301.9	特定不能のパーソナリティ障害—— 167

(DSM-5を読み解く上での注意)
特定不能のパーソナリティ障害は法廷で使用すべきでない—— 167

(DSM-5を読み解く上での注意)
DSM-5第3部に収録されたパーソナリティ・ディメンジョン—— 170

第12章 衝動制御症群　　　172

Impulse Control Disorders

312.31 病的賭博（ギャンブル障害）——— 172

(DSM-5を読み解く上での注意)
行動嗜癖（Behavioral Addictions）という概念——— 173

312.34 間欠性爆発性障害——— 174

(DSM-5を読み解く上での注意) 間欠性爆発性障害の診断——— 176

312.33 放火症——— 176

312.32 窃盗症——— 177

312.30 特定不能の衝動制御の障害——— 178

(DSM-5を読み解く上での注意)
特定不能の衝動制御の障害は司法場面で誤用しないこと——— 178

第13章 摂食障害群　　　179

Eating Disorders

307.1 　神経性無食欲症／神経性やせ症——— 179

307.51 神経性大食症／神経性過食症——— 181

307.51 過食性障害——— 184

(DSM-5を読み解く上での注意)
過食性障害（Binge-Eating Disorder）——— 184

307.50 特定不能の摂食障害——— 185

(DSM-5を読み解く上での注意)
回避・制限性食物摂取障害
（Avoidant/Restrictive Food Intake Disorder）——— 185

第14章 睡眠・覚醒障害群　　　186

Sleep–Wake Disorders

307.42 不眠障害——— 187

307.45 概日リズム睡眠覚醒障害——— 189

307.44	過眠障害	191
780.59	睡眠時無呼吸	192
307.46	覚醒の障害	193
307.47	悪夢障害（悪夢症）	194
780.50	レム睡眠行動障害	195

物質誘発性睡眠障害 ── 196

291.89	アルコール誘発性	196
292.89	他の物質誘発性（物質名を示すこと）	196
780.52	他の医学的疾患による不眠症（医学的疾患を示すこと）	196
780.54	他の医学的疾患による過眠症（医学的疾患を示すこと）	196
780.52	特定不能の不眠症	197
780.54	特定不能の過眠症	197

第15章　性と性別に関する問題　198

Sexual and Gender Issues

302.xx	性別違和	199
.6	小児の性別違和	199
.85	青年または成人の性別違和	199

（DSM-5を読み解く上での注意）性別違和（Gender Dysphoria） ── 199

性機能不全群 ── 200

302.71	男性の性欲低下障害	200
607.84	勃起障害	201
302.75	早漏	202
302.74	射精遅延	203
302.72	女性の性的関心・興奮障害	204
302.73	女性オルガズム障害	205
302.76	性器−骨盤痛・挿入障害	206

物質誘発性性機能不全 ── 207

291.89	アルコール誘発性	207

| 292.89 | 他の物質誘発性（物質名を示すこと）―― 207 |

他の医学的疾患による性機能不全（医学的疾患を示すこと）
―― 209
608.89	他の医学的疾患による男性の性的欲求低下障害―― 209
607.84	他の医学的疾患による勃起障害―― 209
625.8	他の医学的疾患による女性の性的関心・興奮障害―― 209
625.0	他の医学的疾患による性器-骨盤痛・挿入障害―― 209
302.70	特定不能の性機能不全―― 210

パラフィリア障害群―― 210
302.2	小児性愛障害―― 210
302.4	露出障害―― 210
302.82	窃視障害―― 210
302.89	窃触障害―― 210
302.84	性的サディズム障害―― 210
302.83	性的マゾヒズム障害―― 210
302.81	フェティシズム障害―― 210
302.3	異性装障害―― 210
302.9	特定不能のパラフィリア障害―― 210

(DSM-5を読み解く上での注意) 不採用となったパラフィリア障害―― 215

第16章 身体症状と関連のある障害群　　216

Disorders Related to Physical Symptoms

| 300.82 | 身体症状症―― 216 |

(DSM-5を読み解く上での注意)
DSM-5身体症状症の過剰診断を避けること―― 219

| 300.11 | 転換性障害／変換症（機能性神経症状症）―― 220 |
| 316 | 医学的疾患に影響をする心理的要因―― 221 |

虚偽性障害／作為症―― 223
300.16	心理的症状のある虚偽性障害／作為症―― 223
300.19	身体的症状のある虚偽性障害／作為症―― 223
300.19	心理的および身体的症状を併せ持つ 虚偽性障害／作為症―― 223

第17章 解離性障害／解離症群　　225

Dissociative Disorders

DSM-5を読み解く上での注意
解離性障害／解離症 ── 流行診断への警戒 ── 225

300.14 解離性同一性障害／解離性同一性症 ── 226

DSM-5を読み解く上での注意
解離性同一性障害／解離性同一性症 ── 226

300.12 解離性健忘 ── 228

DSM-5を読み解く上での注意 解離性健忘 ── 229

300.6 離人感・現実感消失障害／離人感・現実感消失症 ── 231

300.15 特定不能の解離症 ── 233

第18章 臨床的関与の対象となることのある状態（ただし精神疾患ではないもの）　　234

Codes for Conditions That May Be a Focus of Clinical Attention but Are Not Mental Disorders

提案：これらのコード番号をもっと活用しよう ── 234

対人関係の問題 ── 235

- **V61.9** 精神疾患または一般身体疾患に関連した対人関係の問題 ── 235
- **V61.20** 親子関係の問題 ── 235
- **V61.10** 配偶者との関係の問題 ── 235
- **V61.8** 同胞との関係の問題 ── 235
- **V62.81** 特定不能の対人関係の問題 ── 235

虐待またはネグレクトに関連した問題 ── 235

- **V61.21** 小児の身体的虐待
  （対象が被害者である場合，コード番号は995.54） ── 235
- **V61.21** 小児の性的虐待
  （対象が被害者である場合，コード番号は995.53） ── 235
- **V61.21** 小児のネグレクト
  （対象が被害者である場合，コード番号は995.52） ── 235

V61.12	成人の身体的虐待(配偶者によるものである場合) —— 235
V62.83	成人の身体的虐待(配偶者以外の者による場合) (対象が被害者である場合,コード番号は995.81) —— 235
V61.12	成人の性的虐待(配偶者によるものである場合) —— 235
V62.83	成人の性的虐待(配偶者以外の者による場合) (対象が被害者である場合,コード番号は995.83) —— 235

薬物誘発性運動障害 —— 236

332.1	神経遮断薬誘発性パーキンソニズム —— 236
333.92	神経遮断薬悪性症候群 —— 236
333.7	神経遮断薬誘発性急性ジストニア —— 236
333.99	神経遮断薬誘発性急性アカシジア —— 236
333.82	神経遮断薬誘発性遅発性ジスキネジア —— 236
333.1	投薬誘発性姿勢振戦 —— 236
333.90	特定不能の薬物誘発性運動障害 —— 236

その他の問題 —— 236

V15.81	治療へのノンコンプライアンス —— 236
V65.2	詐病 —— 236
V71.01	成人の反社会性行動 —— 236
V71.02	小児または青年の反社会的行動 —— 236
V62.89	境界域の知的機能 —— 237
780.9	年齢に関連した認知機能の低下 —— 237
V62.82	死別反応 —— 237
V62.3	学業上の問題 —— 237
V62.2	職業上の問題 —— 237
313.82	同一性の問題 —— 237
V62.89	宗教またはスピリチュアルな問題 —— 237
V62.4	異文化受容に関する問題 —— 237
V62.89	人生の局面の問題 —— 237
995.2	特定不能の薬物の副作用 —— 237

あとがき —— 239
症状による疾患の索引 —— 242
訳者略歴 —— 252

精神疾患診断の
エッセンス

DSM-5の上手な使い方

第1章
How to Use This Book

本書の使い方

　本書は，より的確なDSM診断ならびにその診断分類コードがつけるられるよう，簡潔かつ使い勝手の良いガイドとなるよう作成した。本書には以下の内容が含まれる：

- 各精神疾患の診断のために一つ以上のスクリーニング質問例を示した。
- 通常の臨床ではあまり考慮されない複雑かつ煩雑な診断基準ではなく，各精神疾患の典型例の記述を提示した。
- 各精神疾患の診断において除外すべきもっとも重要な鑑別診断を示した。
- 筆者がこの40年間にわたって行ってきた診療，若手医師への指導内容，そしてDSM-III，DSM-III-R，DSM-IVの作成にかかわってきた経験を踏まえ「診断のコツ」を記した。
- 各精神疾患に対応するICD-9-CM分類コードを示した。
- 過剰診断を減らすための注意と，流行の診断による影響とその対策を示した。
- DSM-5を読み解く上で議論となっている点への注意喚起を示した。

■ 本書が対象とする読者

　本書は，精神疾患の診断に関心を持つあらゆる人を対象としている。さまざまなレベルの臨床経験を有するあらゆる精神科医療や精神保健の臨床家にとって，本書から正確なDSM診断とその診断分類コードにたどり着けるような役立つコツを学ぶことができるであろう。本書は読みやすい分量となっているが，初学者や研修医にとっては，精神疾患の診断を包括的に理解するための最重要事項をまとめた入門書ともなっている。定期試験や専門医試験対策の有用な参考書ともなるであろう。また，多忙をきわめるプライマリケア医師にとって（向精神薬の80％を処方している）[▶1]，患者一人一人にさける診察時間が限られている中，正しいDSM診断にたどり着くのに役立つだろう。経験の豊かな臨床家は，診断に関する多くをすでに理解していると考えているかもしれないが，筆者の経験ではそれは正しくないことも少なくない。筆者自身が本書を執筆するのにあたり改めて多くのことを学んだことからも，多くの精神科医療・精神保健分野の専門家にとっても本書から学ぶことは多いのではないかと考える。最後に，患者自身やその家族にとっても本書が，より多くの情報を得ている当事者となるための有用なツールの一つになることを期待する。患者は常に筆者の師であり続けてきた。本書がその恩返しとなれば幸いである。本書を執筆するのを筆者自身はたいへん愉しんだが，すべての読者にとっても本書が役立てばと願う。

　本書では人称代名詞の使い方に関して二つの約束事がある。まず，本書では「you」という二人称を臨床家を言及する際の表現としては使ったが，私の真意は患者や家族も読者として念頭に置いていることをご理解いただきたい。次に，本書では一般的にその特定の診断のほとんどが男性か女性に偏っていない限り，患者に言及する場合は男性形，女性形の人称代名詞とならないよう留意した。

■ 本書の構成

　本書に登場する精神疾患の順序は使い勝手が悪いと言われるDSM-5の編成の順序とは異なっている。本書では，一般の診療場面で頻度が高く，また一般的な臨床医や学生においての関心の高さにしたがって大まかに順序立てた。これは，広大で密生した森のようなDSM精神疾患診断群の中でも特に重要な樹に注目できるように，関心がもっとも高く，重要な鑑別診断の問題をより強調させる意図がある。本書はそのように順序立てられているため，結果として，単なる無味乾燥な引用図書ではなく，より興味深い有益な読み物となった。目次には，各精神疾患の記載ページとともにICD-9-CM分類コードも併記した。

　すべての精神疾患にはそれぞれ物語があり，病気と健康に含まれる魅力的で多様な行動を示す。各章では，各DSM精神疾患診断分類に該当する疾患名リストがまず示されている。各章内の疾患の見出しにはICD-9-CM分類コードならびにDSM精神疾患診断名を再掲している。世界各国は国際協定にもとづき，『疾病および関連保健問題の国際統計分類International Statistical Classification of Diseases (ICD)』を国際統計分類として使用している。『精神疾患の分類と診断の手引きThe Diagnostic and Statistical Manual of Mental Disorders (DSM)』の分類コードもこのICD分類コードに由来するため，同一のコードとなっている。DSMの分類コードによる報告は，その協定義務に合致するところであり，DSM診断統計が世界の国々から報告される統計と互換性があることが保証されているのである。

診断典型例と診断基準

　個々の精神疾患については，スクリーニングのための質問例と診断典型例の簡潔な記述から始まる。DSM-5は，ある部分においては詳細な記述がされている。それは各DSM診断を定義する一連の

詳細な診断基準が記載されているためである。1980年にDSM-IIIが刊行された際にこの方法を導入したことは精神医学の歴史の大きな進歩であったが、それは、慎重に診断基準を使用することによって（特に研究と司法の領域において）、信頼性が大幅に向上したからである。診断基準がなければ、精神医学研究を行うことは不可能であり、私たちの専門領域はその信用を失うことになるであろう。しかし、そこには不都合もある：診断基準がかなり煩雑なものとなり、多くの臨床家がそれを使用しなくなる。多くの臨床家は、自らの記憶にしたがって一連の診断基準をもとに診断したというが、それが難しいことを筆者は認識している。さまざまな疾患に関してあまりにもたくさんの診断基準項目があり、どのような臨床家もそれを正確に記憶することはできないであろう。経験が豊富な診断のエキスパートと言われる多数の専門家にさまざまな疾患の一連の診断基準から、ある特定の診断基準の項目を思い出してみるように尋ねると、ほとんどの場合想起できず、多くの場合それは惨憺たる結果に終わる。記憶のあいまいさを考慮すれば、正確な診断のために、診断を下す前にDSMの該当箇所を参照するか、もしくはDSM診断基準の各項目の該当の有無を検討すれば良いが、多くの多忙な臨床家はそのいずれも行わないのが実情である。

　そのため、本書では別のアプローチをとることにした。覚えることが難しい診断基準を示すのではなく、各疾患の本質を捉えやすくするために典型症例を記述し、より記憶に留められるよう工夫をした。この「類型法」は実践的かつ分かりやすい方法で、ほとんどの臨床家が実践している手法である[▶2]。しかしながら、そこには明らかな限界もある。時間が十分にあり、たとえば研究や鑑定などの司法の場面、障害認定、診断がはっきりしない時、先の診断で治療がうまくいかなかった時など診断の信頼性がもっとも重要な目的とである場合においては、厳密で詳細な診断基準を用いた、しかも半構造化面接を用いたより精緻な診断法の方が、明らかに望ましいであろう[▶3]。

鑑別診断と診断のコツ

本書では典型症例の記述に続いて，包括的な鑑別診断を示し，除外すべき状態などを示した。各診断のコツも示した。鑑別診断が難しい場合は，候補となっている診断の記載箇所を本書内でいったりきたりすることによって，もっとも該当する診断におさまると判断するまで使うと良いであろう。候補診断を判断するのに十分情報が聴取できていない場合，またはいずれにも合致しない場合には，あまり躊躇しないで，暫定的に「特定不能」の選択をするのが良い（15ページ参照）。

症状による疾患の索引

症状による疾患の索引は，患者が呈している各症状がどの精神疾患に該当するかを判断するのに役に立つ。それを確認することによって，可能性のある疾患を見落としていないかを検討することができる。

過剰診断を抑え，流行診断を避ける

既存データを用いた疫学研究から得られた時点有病率をみると，一般人口の20％が何らかの精神科診断を有し，診断の生涯有病率となると50％に上るとされている[▶4]。前向きの疫学研究では，これらの数値が倍となり，精神疾患は事実上至る所に存在することが示唆されている[▶5,6]。その一因はDSM-IVによるものであるが，この20年，予期しない以下の三つの流行診断をわれわれは経験してきた：自閉症スペクトラム障害／自閉スペクトラム症（ASD）は20倍増加し[▶7]，注意欠如・多動性障害／注意欠如・多動症（ADHD）は3倍増加し[▶8]，そして双極性障害は2倍増加した[▶9]。そしてもっとも留意すべき流行診断は，40倍まで増えた小児の双極性障害で

本書の使い方

ある[▶10]。この診断は，DSM-IVによってもたらされたというよりも，深く考えることなく行われた，誤解を招きやすい製薬会社のマーケティング活動によってもたらされたものであろう[▶11]。米国の一般人口の20％は向精神薬を服用しており，7％はそれに依存し，非合法薬よりも処方箋薬の過量服薬による救急搬送件数の方が現在は多くなっていると報告されている[▶12, 13]。

しかし筆者は，これらの現象は，精神疾患の患者数が実際に増えているという現象を私たちが目のあたりにしているのではなく，むしろ粗雑な診断面接が増え，安易な処方行動を目のあたりにしているのだと考えている。精神疾患をどのように定義し，またどのように診断基準を適用するかを変更する場合，それがたとえごく小さな変更であっても，結果として，有病率報告や薬物療法の使用に関する甚大な変化をもたらす可能性がある。筆者が本書を作成した目的の一つは，過剰診断を是正し，流行診断を減らすこと，もしくは生じないようにさせることにある。過剰診断をもたらす安易な診断面接の実践をどのように避けるべきかの注意点や推奨を本書では適宜述べた。賢明な臨床家はいつも慎重で，流行診断には懐疑的でむしろ距離を取ることが多い。**ある流行りの診断が瞬く間に多くの人につけられているとすれば，多くの場合，おそらくその診断は間違っているのであろう。**

■ DSM-5の問題点

崇高であるが非現実的な野望と，粗雑な手法の好ましくない組み合わせによって作成されたDSM-5は，いくつかの問題を抱えていると筆者は考える[▶14]。DSM改訂に関する当初の楽観的な期待は，精神医学の発展をもたらすパラダイムの転換を図るというものであったが，悲しいことに実際は，安全性と科学的妥当性が十分でないものとなってしまった[▶15]。たとえば，DSM-5では正常との境が不明確な新しい精神疾患が三つ登場した：過食性障害（Binge-Eating Disorder），

軽度認知障害（Mild Neurocognitive Disorder），そして重篤気分調節症（Disruptive Mood Dysregulation Disorder）である。これらの診断は慎重になされないと，本来なら診断されるべきでない莫大な数の人が，誤って診断され，潜在的な侵襲性を有する治療や不必要なスティグマを被る可能性がある。またDSM-5は，精神疾患の診断を有するための必要条件を引き下げた。たとえば，2週間持続する正常悲嘆でもうつ病（DSM-5）の診断がつけられることになった。そして成人ADHDの診断基準が緩和されたことで，正常な注意の転導性と混同されやすくなり，成績向上や乱用目的のために精神刺激薬処方の非合法な不正使用が促進される懸念が生じてしまった。さらにDSM-5では，初期の物質乱用と進行した物質依存（いわゆる常用）を一つの分類にまとめたことにより，それぞれ異なる臨床経過や必要な治療法を混乱させ，不必要なスティグマをつくりあげることになった[▶16]。

これらの診断の変更はいずれも頑健な科学的基盤に立脚したものではなく，十分に検証されたわけでもない。治療効果を予測するものであると実証されたわけでもなく，ただ重大な不正使用をもたらすことになるだろう。たとえば，DSM-5に新たに採用された重篤気分調節症（Disruptive Mood Dysregulation Disorder）は，たった一つの研究グループによっておよそ6年研究された知見にもとづくものである。DSM-5の改訂に関しては，エビデンスに基づく医療の独立した専門家よりレビューを受けるべきだという51の精神医学・精神保健関連団体からの申し入れは，理由が示されることなく却下された[▶17]。こうしてDSM-5はさらなる過剰診断と過度な薬の使用への門戸を開け放ってしまったのである。

DSM-5を読み解く上での注意

過剰診断を促進しうるDSM-5の変更点について筆者から注意を喚起する。臨床家が過剰に診断を避けるために，囲みの中で該当する章のDSM-5診断の問題について議論した。この囲みでは，これら特定の診断をなぜ頻用しない方がよいかという筆者の考えを示した。診断閾値が緩和されたDSM-5基準を使用した場合に間違って診断されうる精神疾患の診断については，診断典型例の記述のあとで，囲みの中に記載をした。

心に留めておくべきことは，すべての症状や生活上の問題が精神疾患によって生じているわけではないということであり，誤って診断されることが，その診断を受けた者にとってはきわめて侵襲的であるということである。判断に迷った場合は，過剰に診断するよりも，診断を見送る方がより安全でより正確である。適切な時期と経験を得た時に診断を加えることはたやすいが，一度誤った診断がなされると，それ自体が独自の意味を持ってしまい，撤回するのが非常に難しくなることが多い。本章の残りの箇所で，筆者は，臨床家が正確な診断にたどり着くための実践的指針を示す。

■ 診断面接

関係性の構築が第一歩

正確な診断は，患者との共同作業によってもたらされる。診断は，良好な関係の産物であり，また診断のプロセスは患者との関係を促進するのにもっとも良い方法でもある。初回面接は，難しい面もあるがやりがいもあり，リスクもあるが，潜在的な魅力も有している。患者との良好な関係を構築できれば，大事をなすことができ，正しい診断に至ることができるのである。しかし，患者が初回面接時に医師と気が合わなければ，その患者は二度と面接に現れる

ことはないであろう。また、いつも面接が円滑に進むとは限らない。医師はその患者の人生の中でもっとも悪い日に会っている可能性も高い。これは、医師に助けを求めることを先延ばしにさせる患者の不安や不信、恥よりも苦痛の度合いが上回らないと、患者が受診行動を起こさないことが多いからである。確かに、医師にとっては、その患者は長くて多忙な外来日の8人目の患者かもしれないが、患者は、極端に良いまたは悪い期待を持って、その面接に臨んでいる。すべての診断評価は患者にとって大切なものであり、医師にとっても同様に大切なものである。面接で常にまず重視すべき点は、その患者のニーズを聞き、それを理解することにある。これはすべてに勝るものである。

共同作業の結果としての診断を行う

診断に至るまでの一連の面接は、そっけなく事務作業的に行って侵襲的だと患者に感じられることがないように、共感的態度で接しながら共同作業的に進め、同時に必ず情報提供と疾患教育を行うようにすることが重要である。患者は面接を終えた後、医師によく理解され、大いに啓発されたと感じて帰れるようになっていなければならない。診断面接は、患者にとって重要な転機となり、その人の人生全体を変えうるものであるということを決して忘れてはならない。

初期はバランスを保つこと

初回面接の冒頭に生じうる二つの正反対のリスクがある。一つは、多くの臨床医がごく限定的な情報にもとづいて早すぎる診断に飛びつき、最初の正しくない印象に固執してしまい、それ以降に得られた矛盾する所見を無視してしまうことである。その対極は、面接のポイントを絞るのがあまりにも遅く、初回面接の冒頭から驚くほど豊かな情報が述べられているのにそれを十分聴取できないことである。患者は意識的に、または無意識に多くのことを言葉や態度

で伝えようと準備して来院するものである。バランスを保ちながら、特に面接の初めの数分に注意を集中し、すぐに診断に飛びつかないようにすることが重要である。

開かれた自由回答形式の質問とチェックリスト形式の質問

　DSM-IIIの登場までは、面接技法の研修では患者に表出の自由を最大限与えることの重要性が強調されていた。これは、それぞれの人の症状の最も特徴的な面を明らかにするのにきわめて有効であったが、構造化されておらず、また特定の質問も決まっていないため診断の信頼性が極端に低かった。臨床医は、同程度の情報を収集し、同じデータベースで作業をしている場合にのみ診断が一致する。そこで高い信頼性と効率性を達成したいという考えのために、いくつかの医療機関では臨床医をまったく違った方向に走らせた。そこでは、単にDSMの診断基準の項目に該当するかの「はい」、「いいえ」の回答を得ることだけを目的にしたチェックリスト形式の閉ざされた質問をするようになったのである。その両極に引っ張られ、これらの二つの手法は患者を見失っていくことになった。前者は独自の自由形式となり、後者は狭い還元主義となっていったのである。患者には自発的に語ってもらいながら、必要な質問をできるようにならなければならないのである。

スクリーニングのための質問例を活用し、診断を完全なものにする

　正確で信頼できる包括的な診断を行うためのもっとも確かな方法は、開かれた質問と閉ざされた質問を幅広く組み合わせた半構造化面接を行うことである。しかしながら、それを実践するのには1時間程度かかってしまう。これが実践できるのは、時間という要素が妨げになることがなく診断の信頼性がもっとも重要視される研究場面や司法場面など、高度に特化した機関に限られてしまう。日々の

臨床面接では，短縮化が必須で，すべての精神疾患に関するあらゆる質問をすることはできない。臨床場面では，患者の主訴を注意深く聞いた後に，まず患者がどの診断圏に該当するのかのあたりをつけなければならない。そして，症状がもっともあてはまる大雑把な診断圏にあてはめていく（例 うつ病性障害圏，双極性障害圏，不安症圏，強迫症圏，精神病性障害圏，物質関連障害圏など）。次に（本書内に各診断について例示してある）スクリーニングのための質問例を用いて，その患者にもっともあてはまる特定の診断典型例へと絞り込んでいく。診断を決める前に，当該診断の鑑別診断の項に記載されている他の診断の可能性をきちんと除外しなければならない。本書では，この作業を円滑にするための診断のコツを提示している。医師は診察するすべて患者において薬剤，他の物質や身体疾患の影響も検討しなければならない。

臨床的重症度の重要性を忘れてはならない

　精神症状は，一般人口中にかなり広範囲に認められるものである。多くの正常な人が少なくとも一つは精神症状を持っているし，いくつかの症状を有している人も多い。単一の（またはいくつかの）症状を単独で認める場合，それ自体で精神疾患であるとは言えない。症状が精神疾患によるものとされるためには，二つの付帯条件を満たす必要がある。まず**一つに**，ある特徴をもった一群の疾患単位を形成していなければならない。単一の抑うつ，不安，不眠，記銘力障害，注意の問題などそれだけでは診断を満たすのに十分ではない。**もう一つは**，症状によって臨床的に著しい苦痛または社会または職業上の機能に臨床的に著しい障害がもたらされていなければならないことがある。この注意はきわめて重要で，ほとんどの精神疾患の鑑別診断において中核かつ必須の事項となっている。常に頭に入れておかなければならないことは，症状を同定するだけでは診断をするのに不十分であり，精神疾患によって必ず重度で持続的な問題が生じていることが重要であるという点である。

リスク・ベネフィット分析を行う

はっきりしない状況で診断をつけることのプラス面とマイナス面を考慮する必要がある。基本的な質問は「その診断が、その人を助けるものなのか、または害を与えるものなのか？」に集約される。診断するかしないか、いずれも同じようにありうる場合、安全性と有効性が実証された推奨できる治療法があるときには、その診断をつけることに合理性があるが、実証された治療法がない、または現存する治療法に危険な副作用が考えられるときには想定している診断を保留すべきである。段階的診断法（18ページ参照）を使えば、臨床像をよりはっきりさせるための時間ができて、より深く理解できるようになる。

コモビディティ（comorbidity）を誤解するな

診断の信頼性を高めるために、DSMは（まとめあげるのではなく）細分化するシステムとなっており、各診断が非常に細かく分類されている。多くの患者が二つ以上の症状群を示していて、二つ以上の診断が必要になる。すべての診断を適切に行うと、診断精度は上がり、その人の全体像がわかるようになる。しかし、一つ以上の精神疾患を有している場合、それは各診断が互いに独立しているという意味ではなく、また別々の治療が必要であるということでもない。DSM診断は記述的症状群にすぎず、必ずしも別個の疾患を意味しているわけではない。多重診断は、潜在的な一つの病因を反映しているだけで、一つの治療法に反応するかもしれない。たとえば、パニック障害／パニック症と全般性不安障害／全般不安症は、不安を伴う問題に向かう同じ傾向の二つの側面に過ぎないかもしれない。パニック症状だけを呈する人もいれば、全般性不安の症状だけを呈する人もいるため、それぞれの人たちのために個別のカテゴリーがある方が便利である。個別分類を持つことで、情報量が増え、精度も高まるが、そのことは、異なる病因があることしか、個

別の治療の必要性を意味してはいない。臨床医が，個々の診断には各々固有の治療が必要であると不正確に思いこむなど，コモビディティが誤解されると有害な多剤併用療法が行われることがありうる。

辛抱強くあれ

症例によっては問題がはっきりしていて，5分くらいの面接で診断を下せることがある。しかし，別の症例では5時間かかることもある。さらには5カ月，いや5年かかることもある。診断所見は検証すべき有用な仮説であって，新しい情報や概観を見落とさせる目隠しではない。性急に診断をすることによって，重大な間違いをすることがありうる。

「特定不能」分類をつけることを恥じてはならない

もし患者の症状が，整然と区分されているDSMの診断基準ときわめて類似した様相であれば，どんなに簡単なことだろう。しかし現実世界はいつも，紙に書かれているよりずっと複雑である。精神症状は均質なものではなく，重なりあっていて，そしてしばしば境界がとても不明瞭である。ある人が精神疾患の存在を示す症状を呈していても，多くの場合，DSM診断分類の枠内にぴったりとはおさまらない。そのため数多くの「特定不能」分類（unspecified categories）がDSM-5全般にわたって頻繁に登場しているのである。この分類は，患者に明らかに診断を下さなくてはならないが現存のDSM分類にうまく当てはまらない場合に必要不可欠なものとなる。これがないと，人の苦痛の多様性のために，新しい精神疾患の登場を限りなく拡張させなくてはならなくなる——すなわち過剰診断のリスクが生じ，診断体系を管理できないほどに複雑化させてしまうことになる。

精神医学には元々あいまいな灰色の部分が多かったが，白黒思考によってそれが失われてきた。特定不能の分類は，ある程度許容できる診断の不確実性の存在を反映し，またそれを示すものでもある

―― これは，単純かつ性急な診断が多くの場合誤っていて，また有害でもあるというときに有用である。情報が不足している場合，患者が非典型的な症状や閾値下の症状を示している場合，または物質あるいは身体疾患が症状を引き起こしていないかどうかがはっきりしない場合に，診断の不確実性が増す。特定不能の診断は，診断を決める前にさらに評価を続け，多くの情報を得る必要があることを意味している。診断の不確実性を認めることは，正確な診断を下すための好ましい最初の一歩である。偽の正確さは正確さではないし，早すぎる確実さは確実さではない。それらは共に，不必要なスティグマと過剰な薬物療法という意図しない危険な結果をもたらすことがある。

患者が明らかな抑うつを呈している場合を想定してほしい。しかし，その症状が一次的なうつ病によるものなのか，アルコール使用または身体疾患による二次性のものなのか，薬剤の副作用によるものか，あるいはこれらの組み合わせなのかはっきりしないとする。この場合，臨床像がはっきりするまでは，特定不能のうつ病の暫定診断をつけるのが望ましいであろう。あるいは，たとえばある10代の患者が初発の精神病症状を呈した場合，これが双極性障害，短期精神病性障害，あるいは密かに何回も使用していたLSDによるトリップなのかを診断するのは性急すぎる。(理想的には)時間がすべてを明らかにするまでは，特定不能の精神病性障害を続けるべきである。決して「ヨーイ，ドン！」ではないのである。

もう一つ大切な例外がある。臨床においては，特定不能分類は有用で必要なものであるが，司法領域ではその信頼性は低く，まったく役に立たない。もし専門家の証言で使われた場合には，真剣に議論する価値はない。司法領域では，特定不能の判断で許容されるよりはるかに高い水準の正確さおよび合意が必要である。

「他の」診断について注意をはらうこと

DSM-5では新しい約束事が導入されたが，それはリスクをはらんでいると筆者は考えている。DSM-5の多くの診断分類で，臨床

医は「他の」診断とコードすることができる——たとえば,他の精神病性障害,他の気分障害,他の不安障害／不安症,または他のパラフィリア障害などである。私はこれに反対だが,それは,DSM-5で明確に棄却された診断もしくはさらなる研究が必要な診断としてDSM-5の第3セクションに記載された診断,たとえば,軽度精神病性症候群,混合性不安抑うつ,強制性パラフィリア,ヘベフィリア,インターネット依存,セックス依存などの診断をつけられるようにする裏口を設けてしまいかねないからである。これらはすべて,極めて正当な理由で棄却もしくは距離を保つようにされた診断名であり,安易に臨床や司法場面で使用されるべきではない。筆者自身は必要に応じて,その他の診断分類を時に使用することがあるが,誤用される可能性が特に高い場合は,それを削除するようにしている。

常に主観的判断について検討すること

精神科診断では生物学的検査法がなく（認知症に関する検査は除く）,少なくとも今後10年に確立されそうなものはない。精神科診断は完全に主観的な判断によるものであることから,必然的に誤りやすいものであり,そして常に暫定的なものである。したがって,患者への理解が深まるにつれて診断を検証し,経過がどのように展開していくかを見ていかなくてはならない。特にいつも自分のことを正確に報告するわけではないので情報は多ければ多いほど良い。可能な限り,家族やその他の情報提供者から話を聞き,記録も入手すべきである（診療録や過去の精神疾患もしくは精神保健の治療歴）。これまでの診断をただちに信じるべきではない——人は変化するものであり,また診断の間違いも非常に多い。しかし,それを念頭に入れておくことは必要である。そして治療がうまくいかない場合は,常に診断を再考すべきである。

常に診断の思考過程を記録せよ

　診断それ自体は，生身の符号にすぎない。しかし，診立てを行いながら，その結論に至る明確な根拠を記録しておけば，臨床判断と長期的なフォローアップの役に立つ（同時にそれは医療紛争からも守ってくれることになる）。診立ての際にもっとも役立つのは，患者の現症，生活史，経過，家族歴，そして過去の治療反応のどの要素だろうか？　まだ答えられていない疑問点と，まだ不明確な点は何であろうか？　これからの診察では何を聞けばよいか？　等が記載されることが望ましい。良い記録は良い診断実践の証しであり，また診断の指針となる。

適正な治療のための診断

　精神科診断は，適切に行えば適切な治療につながり，治癒，あるいは少なくとも十分な改善をもたらす可能性も高くなる。下手に行うと，診断面接は有害な治療，不必要なスティグマ，機会の喪失，期待の低下，そして自分で実現する否定的な予言といった悪夢をもたらす。本当に良い精神疾患の診断を行うために，時間と労力をかける価値は十分にある。有能な診断医になることは必ずしも完全な臨床医であることを保証するものではないが，質の高い診断技能がないと満足すべき臨床医には到底なれないであろう。

■ 段階的診断法

　不正確な診断に至るもっとも大きな単一の要因は，性急に診断に飛びつくことにある。正確性と安全性を確保するための重要な方法として「段階的診断法」がある。適切な診断がまったく明白であり，容易に合意できるものであるならば，診断は迅速かつ自信をもってつけられる。これは特に患者がより重症な疾患の古典的な典

型例に該当する場合にあてはまる。しかし，段階的なアプローチによる診断は，より軽い症状を呈する人，またはよりあいまいな症状を呈する人，または病歴が短く将来を予見するのが困難な人には，より正確で効率的な方法である。軽率に性急な結論に至ろうとすると，早すぎて間違いがある有害なものになりやすい。

ステップ1：慎重な経過観察を行う

先にも述べた通り，多くの患者にとって初診時は症状が最高潮に達している時である。再診時はずいぶん違って見えることがあるし，問題がずっと小さくなっているように見えることが多い。患者の生涯の中でのただの1回の代表的でない状況のスナップショットから正確な診断をすることは不可能なことが多い。明らかな典型例でない限り，初期の診察では常に過小診断をすべき（またはまったく診断をしないようにすべき）である。

ステップ2：症状は臨床徴候と見なせるほどの重症度と持続性を有している

精神症状は，一般人口でも広範に認められるものである。悲しみ，不安，睡眠困難，倦怠，身体症状などはすべて，普段の日常生活で経験することがあるものである。症状が認識できる疾患単位としてまとまり，持続的な経過を示し，そして臨床的に著しい苦痛または機能障害をもたらしている場合のみ，精神疾患と診断してさしつかえない。

ステップ3：疾患教育をし，ノーマライズさせ，再保障する

その症状がノーマライズしうるものであり，予見可能であり，生活のストレスや失望に対する一過性の反応である可能性があることを患者が知っておくことは有用である。疾患教育と再保障は，長い

目でみれば早期の症状の軽減につながるし,より明確な臨床像を提供することにもなる。もちろん,ノーマライズと再保障は現実的でなければならず,また現実の問題の大きさを過小評価させることになってはならない。

ステップ4：物質の影響を除外する

物質使用または処方薬の副作用が患者の症状の原因になっていないかを常に検討しなければならない。精神症状は,多数の潜在的要因の最終の共通の道である。物質乱用と物質依存は機能をゆがめ,他の多数の精神疾患を忠実に真似た症状を発現することがある。そして,患者はたいてい物質使用の問題があることを認めることに躊躇するため,慎重な質問と適切な時期の血液検査が必要になることもある。また,処方薬の副作用として精神疾患が生じうることも忘れてはならない。特に高齢者や多剤併用者（薬剤の相互作用が生じうる）,一つまたは複数の高用量の処方薬を使用している人には注意が必要である。

ステップ5：医学的疾患の影響を除外する

特に高齢者では,常に神経疾患や他の医学的疾患が精神医学的問題の原因になっていないかどうかを検討すべきである。すべての患者に行う一定の診断プロセスの中に医学的評価と適切な検査等を組みこむことは悪い考えではない。

ステップ6：双極性障害と大うつ病性障害／うつ病を除外する

双極性障害と大うつ病性障害／うつ病は良く見られるものであり,異質性に富んでいて,多くの他の障害に見られる多種多様な症状（例 不安；食事,睡眠,そして／または性に関する問題；認知機能の低下；幻聴と妄想；パーソナリティの変化；身体的苦痛な

ど）が生じる可能性がある。他の診断をつける前にまず，常に双極性障害と大うつ病性障害／うつ病を検討すべきである。

■ 診断のための12の一般的なコツ

　正確で安全な診断を行うための12の診断のための一般的なコツを，以下に示した。各診断に関するさらに詳しい具体的な診断のコツは，以降の章で紹介する。

1. **ヒポクラテスは，患者を知ることは病気を知ることと同程度，重要であると言った**：症状の詳細にとらわれずに，症状が起こった文脈を見失なわないようにする。
2. **時間をとって，努力する**：正しい診断は時間がかかるものであり，診断面接に十分な時間をかけ，物事の変化を捉えるために複数回にわたる面接を行うことがしばしば必要になる。
3. **ブロードウェイでひづめの音が聞えたら，「シマウマ」でなくて「馬」と思え！　診断が疑わしい場合は，可能性の高いものから考えるべきである**：珍しい動物と同様に，珍しい診断は興味深いが，ほとんど実生活においてみることはない。もっと一般的な診断を検討することによって，間違った方向に診断が進むことは減らせるであろう。
4. **あらゆる情報を入手せよ**：一つの情報源では決して完全ではない。多数の情報源によるデータの三角測量は，より信頼性の高い診断をもたらす。
5. **これまでの診断名は考慮するが，それに盲従してはならない**：前述したように，不正確な診断は長い半減期を有することが多く，不幸にも耐久力もある。患者の長い経過全体を見渡した丁寧な評価をすべきである。
6. **定期的に診断を見直す**：当初の診断にもとづいた治療がうまくいっていない場合，これは特に重要である。臨床医は一度診断

をつけるとそれに拘泥し，視野が狭くなり，それに沿わないデータに対して盲目的になってしまうことが多い。
7. **小児や思春期の患者は特に診断が難しい**：小児や思春期の患者は，病歴が短く，成熟度もさまざまで，中には薬物やアルコールを使用していたり，家族や環境ストレスに反応していたりすることがある。初期の診断は，多くの場合不安定で，適切でないことが多い。
8. **高齢者の患者も診断が困難である**：高齢者の精神症状は，神経疾患やその他の医学的疾患のために生じていることがある。高齢者は薬剤の副作用，相互作用，そして高用量にも脆弱である。
9. **症状が軽症なほど，診断は困難となる**：精神疾患と正常の間に明瞭な境界線があるわけではなく，連続帯に位置する人は多い。軽度の問題は診断や治療を行わなくても時間とともに自然に消退することが多い。
10. **疑わしい場合は，過小診断する方が，より安全でより正確である**：診断の重症度を上げていく方が，下げていくよりも容易である。
11. **正確な診断は大きな利益をもたらすが，不正確な診断は大きな不幸をもたらす。**
12. **ヒポクラテスの不朽の言葉を常に思い出す「何よりも害を成すなかれ（first, do not harm）」。**

■ 文献

1. Mark TL et al. (2009): Datapoints: Psychotropic drug prescriptions by medical specialty. *Psychiatric Services, 9* (60), 1167, and Healthcare Business of Thomson Reuters.
2. Westen D (2012): Prototype diagnosis of psychiatric syndromes. *World Psychiatry, 11* (1), 16-21.
3. Frances A (2012): Prototypal diagnosis: Will this relic from the past become the wave of the future? *World Psychiatry, 11* (1), 26.
4. Kessler RC et al. (2005): Lifetime prevalence and age-of-onset distributions

of DSM-IV disorders in the National Comorbidity Survey Replication. *Archives of General Psychiatry, 62* (6), 593-602.
5. Moffitt TE et al. (2010): How common are common mental disorders?: Evidence that lifetime prevalence rates are doubled by prospective versus retrospective ascertainment. *Psychological Medicine, 40* (6), 899-909.
6. Copeland W et al. (2011): Cumulative prevalence of psychiatric disorders by young adulthood: A prospective cohort analysis from the Great Smoky Mountains Study. *Journal of the American Academy of Child and Adolescent Psychiatry, 50* (3), 252-261.
7. Centers for Disease Control and Prevention (2012): CDC estimates 1 in 88 children in United States has been identified as having an Autism Spectrum Disorder (accessed October 8, 2012). *www.cdc.gov/media/releases/2012/p0329_autism_disorder.html*
8. Bloom B et al. (2011): Summary health statistics for U.S. children: National Health Interview Survey, 2010. *Vital Health Statistics, 10* (250). *www.cdc.gov/nchs/data/series/sr_10/sr10_250.pdf*
9. Ketter TA (2010): Diagnostic features, prevalence, and impact of bipolar disorder. *Journal of Clinical Psychiatry, 71* (6), e14.
10. Moreno C et al. (2007): National trends in the outpatient diagnosis and treatment of bipolar disorder in youth. *Archives of General Psychiatry, 64*, 1032-1039.
11. Medco Health Solutions (2011): *America's state of mind*. St. Louis, MO: Author.
12. Centers for Disease Control and Prevention (2011): Prescription painkiller overdoses at epidemic levels. *www.cdc.gov/media/releases/2011/p1101_flu_pain_killer_overdose.html.*
13. Murphy K (2012, April 7): A fog of drugs and war. *Los Angeles Times* (accessed September 16, 2012). *http://articles.latimes.com/2012/apr/07/nation/la-na-armymedication-20120408*
14. Frances A (2009): A warning sign on the road to DSM-5: Beware of its unintended consequences. *Psychiatric Times, 26* (8), 1-4.
15. Frances A (2010): The first draft of DSM-5. *British Medical Journal, 340*, c1168.
16. Frances A (2009): Whither DSM-5? *British Journal of Psychiatry, 195* (5), 391-392.
17. Division 32 Committee on DSM-5 (2012): The open letter to DSM-5 Task Force (accessed October 8, 2012). *http://dsm5-reform.com/the-open-letter-to-dsm-5-task-force*

第2章

Disorders Usually First Diagnosed in Childhood and Adolescence

一般に小児期または青年期に最初に診断される疾患

本章の構成

- 注意欠如・多動性障害／注意欠如・多動症
  (Attention-Deficit/Hyperactivity Disorder)
- DSM-5を読み解く上での注意：ADHDと年齢
- 素行障害／素行症と反抗挑戦性障害／反抗挑発症
  - 素行障害／素行症 (Conduct Disorder)
  - 反抗挑戦性障害／反抗挑発症 (Oppositional Defiant Disorder)
  - 特定不能の破壊的行動障害
    (Unspecified Disruptive Behavior Disorder)
- 自閉症スペクトラム障害／自閉スペクトラム症 (Autism Spectrum Disorder)
- 分離不安障害／分離不安症 (Separation Anxiety Disorder)
- 知的能力障害 (知的発達障害)
  (Intellectual Disability〈Intellectual Developmental Disorder〉)
- 学習障害 (Learning Disorder)
- 食行動障害群 (Feeding Disorders)
  - 異食症 (Pica)
  - 反芻症 (Rumination Disorder)
- 排泄症群 (Elimination Disorders)
  - 遺糞症, 便秘と溢流性失禁を伴うもの
    (Encopresis With Constipation and Overflow Incontinence)
  - 遺糞症, 便秘と溢流性失禁を伴わないもの
    (Encopresis Without Constipation and Overflow Incontinence)
  - 遺尿症 (Enuresis)

■ 注意欠如・多動性障害／注意欠如・多動症（ADHD）

314.01 注意欠如・多動性障害／注意欠如・多動症，多動性・衝動性優勢型
314.00 注意欠如・多動性障害／注意欠如・多動症，不注意優勢型
314.01 注意欠如・多動性障害／注意欠如・多動症，混合型
314.9 特定不能の注意欠如・多動性障害／注意欠如・多動症

スクリーニングのための質問例

患者が子どもの場合――「あなたの子どもはじっとしていられず，いつも動き回っていて，衝動的で，目の前の課題に集中できませんか？」

患者が大人の場合――「思い出せるだけ昔にさかのぼった場合，多動と注意散漫があなたにとって問題でしたか？」

診断典型例

　ADHDの子ども（特に男児）の中には，多動と衝動性しか見られないものもいる。一方，（特に女児に）不注意しか見られないものもいる。ほとんどは両方の組み合わせで，成長するにつれて過活動は徐々に問題にならなくなることが多い。約3分の2は大人になっても症状が持続するが，たいていはその程度が弱まっている。症状は生まれつき存在していなくてはならない。また，少なくとも二つ以上の状況で（例 家庭，学校，病院）症状が認められる必要があり，特定の状況に対する反応であってはならない。

多動性・衝動性優勢型

　至る所で慌ただしく，感情に突き動かされ，我慢ができず，飛んだり跳ねたりしていて，一種の永久運動機関のようである。その子どもは早送りのペースで生活し，じっとしていたり，静かになったり，リラックスしたり，安らいだりすることがほとんどないハチドリのようである。もし他人がたまたま邪魔をすると，しばしば騒々しく無神経に，地団駄を踏み，走り回り，割り込み，邪魔をする。現在の課題が完了していないのに，一つの行動から別の行動へ急速に移る。楽しみを後回しにしたり，誘惑に抗したりするのが不可能のように見える。十分な計画を立てたり，熟考したり，または帰結の危険性に関して考えたりしないで，素早く衝動的に判断してしまう。

不注意優勢型

　物事に集中することができない。注意散漫で，上の空で，忘れっぽいことが多い。たいてい遅刻し，締め切りに間に合わず，そそっかしく，間違いをおかしやすく，いつも自分の物をなくす。作業は乱雑でまとまりがなく，その子の潜在能力よりもはるかに劣ったものとなってしまう。

DSM-5を読み解く上での注意

ADHDと年齢

発症年齢

　DSM-5でADHDの発症年齢を遅くとも12歳までとしていることは，間違いである。筆者は，ADHDの明確で顕著な症候が7歳かそれ以前までに現れていなければ診断しないようすべきだと考えている。ADHDと確実に診断できる子どものほとんどが生まれたときから問題を有しており，早期にそれらが現れている。遅発型のADHDを認めることは，過活動，衝動性，および注意散漫を示す他のさまざまな精神医学的要因との混同を生じさせることになる。遅発型に

は他の要因が介在している可能性が高い。成人で初めてADHDと診断することについては、特に慎重でなくてはならない。症状が正常範囲内である可能性、または何か他の要因による可能性が高く、さらには、ADHD治療のための精神刺激薬が、娯楽やパフォーマンス向上、転売目的のために求められているかもしれないからである。前述した段階的診断法は正しい方向への一歩であろう。

成人の注意欠如・多動性障害／注意欠如・多動症

DSM-5では成人のADHD診断に必要とされる症状数を減らし、発症年齢の要件も緩和した。これらの変更は成人のADHDの流行診断を助長し、しばしばパフォーマンス向上や娯楽のために使われる精神刺激薬の著しい過剰処方をもたらす可能性がある。筆者は、流行診断に乗るのをやめるよう勧告する。ADHDの診断をつける前に、症状が幼児期から存在すること、別の精神疾患の特徴と関連していないこと、および精神疾患と見なせるほど深刻であることを確かめる必要がある。不適切な使用や転売目的で薬剤を手に入れようとする詐病の可能性にも注意しなくてはならない。

鑑別診断・除外すべき状態

- **正常な未熟性**：4歳時点では発達上適切で完全に正常な状態でも、7歳ではADHDと診断されうる。
- **個人差**：臨床的に著しい機能障害を認めない。
- **反抗挑戦性障害／反抗挑発症（ODD）**：組織や権力に従うことへの意図的な拒絶から行動が生じている。
- **素行障害／素行症**：深刻な規則違反のパターンが認められる。
- **知的能力障害（知的発達障害）**：子どもは作業に遅れずについていくことができないばかりに、不注意にみえたり、行動がまとまらないように見えたりする。
- **適応障害**：症状は混乱した学校環境、家庭のストレス、または生活環境の変化への反応として生じる。
- **他の精神障害**：過活動、衝動性、および不注意は精神医学全般に

わたってよく見られる症状である（物質使用，躁病，認知症など）。
- **詐病**：患者はパフォーマンス向上，娯楽，または転売目的のために精神刺激薬の処方箋を求める。

診断のコツ

- **有病率の上昇**：ADHDの割合はここ数年で3倍になっており，驚くべきことに，現在10％の子どもに診断されている。これは，以前は見逃されていたケースが同定されるようになったことにもよるが，製薬会社のマーケティングの影響下での過剰診断も多い。また，ADHDが，学校での支援サービスを受けたり，試験時間の延長措置を得たりするための必須条件にしばしばなっていることも診断が増えた理由であろう。
- **発達の違い**：ADHDが過剰診断されているが，それは正常で当然の個性や発達の違いが病気として扱われ，薬が処方されて過剰な治療が行われるためである。もっとも顕著な例は，進級が1月1日の場合には，同学年において1月生まれよりも後で生まれてきた12月生まれの方がADHDのリスクファクターになる，というものである。同じクラスの中でもより幼く，未成熟な子ども（特に男児）はADHDと誤診されやすく，不必要な薬が処方される深刻な危機にさらされているという問題がある。
- **ADHD症状の非特異性**：過活動，衝動性，注意散漫はどれも正常集団の中に広く分布しており，また多くの精神疾患に伴う症状でもある。
- **症状の存在以外の診断の必要条件**：ADHDの症状が存在するだけでは診断としては十分でないことを覚えておくべきである。またADHDの症状は，若年発症であること，発達上不適切で持続性であること，二つ以上の状況で認められること（例学校と家など），明らかな機能障害または苦痛を引き起こしていること，そして他の精神疾患によるものではないことが必要である。これらすべての必要条件に注意を向けることによってADHDの粗雑

な過剰診断を減らすことができるだろう。
- **段階的診断法**：ADHDの場合，慎重な経過観察，両親のトレーニング，完璧主義の両親と教師からの期待の再構成，そして環境調整が含まれる。
- **症状の持続性**：ADHDの行動様式は少なくとも6〜12カ月の間存在していなくてはならない。この持続期間があれば，しばしば子どもは成長して発育段階が進むか，子どもの生活上のストレスフルな時期から脱することになることが多いであろう。
- **環境の役割**：子どものADHDの過剰診断は，両親および/または教師がストレスを受けていて，働き過ぎの場合，大人が過剰な期待をしている場合，そして/または家庭や教室の環境が破壊的な場合に，特に生じやすい。
- **情報提供者**：問題が子どもよりもむしろ環境にあるということを引き出すために，情報はできるだけ多くの情報源から入手すべきである。
- **物質使用の可能性**：薬物はADHDのすべての症状を引き起こしうる。遅発性（思春期の頃かその後）の発症の場合は，特に疑いを持つべきである。
- **薬の流用**：他人が精神刺激薬を娯楽やパフォーマンス向上に使えるように，所定の使用目的とは関係なく，精神刺激薬を売ったり譲ったりする大きな非合法の市場がある。米国の大学生の30%，高校生の10%がこの方法で非合法に精神刺激薬を入手している。

■ 素行障害／素行症と反抗挑戦性障害／反抗挑発症

312.81 素行障害／素行症，小児期発症型
312.82 素行障害／素行症，青年期発症型
312.89 素行障害／素行症，発症年齢特定不能

スクリーニングのための質問例

「あなたの子どもさんはよくトラブルを起こしますか？」

診断典型例

この障害を持つ子ども（主に男児である）は両親，法律，他人の権利や気持ちをほとんどあるいはまったく尊重しない。その結果，窃盗や財産の破壊，詐欺，不正行為，ごまかし，規則や法律違反に及ぶ身体的かつ言語的な攻撃性が生じ，さまざまな非行が繰り返される。子どもは家庭を破壊し，学校でトラブルを起こし，断続的に少年司法制度の対象になる可能性がある。これらの問題はいつも「誰かのせい」にされる。

鑑別診断・除外すべき状態

- **精神疾患ではない**：非行が深刻ではなく，臨床的に著しい機能の障害を引き起こしていない場合。
- **適応障害**：悪い素行は子どもの環境での文化基準を超えるものではなく，その子どもは混乱した家庭，または虐待を受けてきた家庭の影響を受けているものである。
- **反抗挑戦性障害／反抗挑発症（ODD）**：ODDもまた権威への反抗の形をとるが，法律や他人の権利を尊重する意識が深刻かつ広範に欠如してはいない。
- **物質使用障害**：非行が物質中毒または依存のみに関連して生じている。
- **注意欠如・多動性障害／注意欠如・多動症（ADHD）**：ADHDでも行動上の厄介な生じることがあるが，その問題の重大さや広範性が素行障害／素行症とは異なっている。
- **双極性障害または抑うつ障害**：非行が，はっきりした抑うつ症状または躁症状と関連して生じている。

- **小児または思春期の反社会的行為**：個々の非行を見ると，どれも深刻ではあるが，精神疾患とは判断されないもので，V71.02にコードされる。

診断のコツ

- **子どもか環境か？**：素行障害／素行症の診断は，社会または家庭の問題と精神疾患をどのように区分するのが最も良いかという難しい問題を提起している。
  - **子どもの寄与**：精神疾患の概念は，反復的な非行は個人の問題から生じるものであって，非行がその文化圏ではごくあたり前であるような混沌とした厳しい環境の中で育てられたことによるものではない，ということを意味している。DSMの素行障害／素行症の基準はあまり役に立たない。というのも，それは悪い行為の単なる記述的なリストに過ぎず，診断された子どもの環境については触れられていないからである。
  - **環境の寄与**：非常に劣悪な環境で成長してきた子どもに対して素行障害／素行症という精神医学用語を適用する際は，慎重になるべきである。診断自体が子どもの寄与に目を向け過ぎており，より健全な環境を整えるために最大限努める必要があることに対しては，ほとんど目が向けられていない。疑わしい場合は素行障害／素行症ではなく適応障害と診断すべきであろう。
- **子どもか物質か？**：同じように因果関係の判断が難しい問題であるが，それは，早期の物質乱用は素行障害／素行症によるものであるが，物質乱用自体が非行の直接的な原因にもなる，という事実からきている。もし物質の問題にうまく対処できれば，素行障害／素行症とみられていたものがすっかり消退してしまうかもしれない。
- **危険因子**：悪い素行の始まりが早ければ早いほど，攻撃的でその程度が強ければ強いほど，大人になっても持続する可能性が高い。行動の問題が小さく，発症が遅いほど，一過性のものであ

り，物質使用，周囲からのプレッシャー，発達上の問題，そして／または家族問題が要因である可能性が高い。
- **診断名の変化の割合**：素行障害／素行症を持つ子どもの約3分の1は非行が持続し，反社会性パーソナリティ障害の診断基準を満たす成人となる。成人の反社会性パーソナリティ障害を持つ人は皆，子どもの頃に素行障害／素行症であったということがはっきりしていなければならない。この条件が必要とされなければ，事実上すべての犯罪者に精神疾患のレッテルが貼られることになり，素行障害／素行症という用語の意味が失われるだろう。
- **反抗挑戦性障害／反抗挑発症（ODD）との関連**：素行障害／素行症とODDは悪い素行の程度の連続線にあるが，二つの診断を分ける明確な境界はない。疑わしい症例では，特にその子どもがストレスの多い劣悪な環境で育っている場合は，より重症度が低い診断であるODDとする方が子どもにとって良いであろう。

313.81 反抗挑戦性障害／反抗挑発症（ODD）

スクリーニングのための質問例

「あなたは自分の子どもとぶつかることがよくありますか？」

診断典型例

　子どもは両親の悩みの種である――ほとんどの場合，いつも怒っていて，理屈っぽく，すべてに対してすぐに「嫌だ！」と言い，規則と指示にしたがうことを嫌う。イライラしやすく，人をイライラさせることに喜びを感じているようにも見える。限界設定はすべて試される。すべてを他の誰かのせいにする。その子どもは，自分は決して理解されず，不当に扱われていると感じている。

鑑別診断・除外すべき状態

- **通常の発達上での反抗的行動**：自立および分離したアイデンティティの確立は成長の一環である。
- **親子の関係性の問題**：この場合は親と子どものどちらも精神疾患とは見なされない。V61.20にコードする。
- **適応障害**：反抗的な態度は，離婚，過度の学校での期待，またはきょうだいの誕生といった人生のストレスへの反応である。
- **素行障害／素行症**：非行はより深刻で広範囲にわたる。
- **注意欠如・多動性障害／注意欠如・多動症（ADHD）**：過活動，衝動性，そして／または不注意がみられる。
- **双極性障害または抑うつ障害**：易刺激性は明確な抑うつ症状または躁症状から生じている。
- **分離不安障害／分離不安症**：反抗が，分離への抵抗に集中する。

診断のコツ

- **診断を使用する際の注意**：子どもはどこかの時点では，ほとんどいつも両親を失望させるものである。子どもが両親の一方または両方と良い関係にない場合は常に，不用意にODDと診断すべきではない。環境が変わっても症状が持続していなくてはならない。
- **家族の期待への役割**：子どもの「反抗」は，親の完璧主義や過剰欲求への当然の反応かもしれない。
- **素行障害／素行症との関連**：ODDは，子どもによっては素行障害／素行症の軽症型または前駆症状である可能性がある。しかしODDを持つ多くの子どもたちは素行障害／素行症にはならないし，ODDが成人の反社会性パーソナリティ障害のリスクファクターである可能性はさらに低い。
- **違法薬物と反抗**：10代の若者には，常に物質使用について尋ねるべきである。なぜならそれが親子の対立のもっとも一般的な原因だからである。

- 他の疾患を優先すること：もし権威との葛藤がADHD，双極性障害，またはうつ病，不安症の合併症によるものであれば，通常は，この診断を新たに追加する意味はない。

312.9　特定不能の破壊的行動障害

　正常のかんしゃくを持つ子どもたちを過剰診断しがちな重篤気分調節症（Disruptive Mood Dysregulation Disorder）への「抜け道」として特定不能の破壊的行動障害を使用してはならない（重篤気分調節症については第3章のおわりで示した「DSM-5を読み解く上での注意」欄を参照のこと）。

■ 299.00　自閉症スペクトラム障害／自閉スペクトラム症

スクリーニングのための質問例

　「お子さんは，相互的な対人接触を避けたり，空気を読めなかったり，奇妙な常同行為をしたり，または言語に問題がありませんか？」

診断典型例

　DSM-5では，自閉性障害（狭義の古典的自閉症）と言語障害を含まない軽度のアスペルガー障害が一つの大きな自閉症スペクトラム障害／自閉スペクトラム症としてまとめられた。それぞれの類型を以下に示す。

自閉症性障害（狭義の古典的自閉症）

　狭義の古典的自閉症は明白である。問題は幼児期から起こり，子どもの対人的相互反応，言語発達，そして行動のレパートリーが全

般的に大きく低下している。その場の空気を理解し、それに反応したり、または社会的相互反応を楽しんだりするために本来備わっている自動的な能力が欠如している。生活を豊かにする普通のアイコンタクトや、情緒的に目と目で見つめ合うこと、微笑むこと、抱擁、感情表出に欠けている。言語の発達が遅れ、極端に制限され、奇妙で、ステレオタイプで、コミュニケーションがとれない。行動は儀式的となり、柔軟性に欠け、偏りがみられ、合目的的でない。

アスペルガー障害

アスペルガー障害は、言語障害を伴わない自閉症の軽度の型である。DSM-IVでは独立した診断名であったが、DSM-5ではこの診断名は用いられなくなった。代わりに、以前からのいわゆるアスペルガー障害はDSM-5では自閉症スペクトラム障害／自閉スペクトラム症に含まれることになった。

広義の自閉症スペクトラム障害／自閉スペクトラム症

自閉症スペクトラム障害／自閉スペクトラム症は上記の二つの類型と、境界のはっきりした類型に統合されない、多様なタイプの一つの群から構成されている。問題とされるのは、奇妙な非言語的コミュニケーション；関心や態度の奇抜さ；儀式的で常同的、限定的な行動；強い知覚過敏と融通のきかない嗜好；対人関係の親密さ、相互性、そして喜びの欠如；対人関係上の著しいぎこちなさ／孤立である。本群は、さまざまな組み合わせがあり重症度もまちまちであるために、診断が困難である。こうした粗雑な使用が、自閉症の診断が近年20倍にも増している要因の一つとなっている。

鑑別診断・除外すべき状態

- 幼少期あるいは小児初期の神経学的疾患の発症：その一つがレット障害であり、DSM-IVには含まれていたが、DSM-5では除外された。

- **知的能力障害（知的発達障害）**：IQが低いが、特徴的な社会との隔絶および儀式的行動を伴わない。
- **学習障害**：特定の学習能力の欠如を認めるが自閉症に特徴的な行動は伴わない。
- **強迫性障害／強迫症**：奇妙な儀式的な行動をとることがあるが、強迫性障害／強迫症は一般的にやや遅めに発症し、愛着や言語は正常である。
- **社交不安障害／社交不安症（社交恐怖）**：社交場面でのぎこちなさはあるが、その他の社会性、会話、行動の特異性は認められない。
- **統合失調症**：遅めの発症で、妄想あるいは幻覚が存在している。
- **統合失調型パーソナリティ障害**：通常は遅めの発症だが、重複する部分も多い。
- **正常範囲内の奇妙さ**：行動は個人差を反映したものであって、臨床的に著しい苦痛または機能の障害が生じていない。

診断のコツ

- **爆発的な増加**：自閉症スペクトラム障害／自閉スペクトラム症は非常に稀な疾患だったが、近年では20倍に増加し、今では全人口の1％以上が診断される。
- **流行した理由**：レッテルの貼りかえによって割合が急速に変化したのであり、自閉症的行動の割合が実際に変化したものではない。有病率の増加の一部は、診断される例が増えたこと、偏見が減ったこと、重症例でないものを診断するようになったことによる。大部分は、自閉症スペクトラム障害／自閉スペクトラム症の診断がさらなる学校サービスを受けるための必要条件であるために、診断面接や正確な評価が行われないまま診断をつけられている。軽度の自閉症の場合、正常の奇妙さおよび社交場面でのぎこちなさ、および問題のある行動や学習上の問題を起こしている他の原因と区別するのは大変困難である。こうしたことが多いために、臨床医は、境界線上の疑わしいケースで自閉症スペクトラム障

害／自閉スペクトラム症の診断を下すようにというプレッシャーを感じることが多い。
- **過剰診断の回避**：自閉症スペクトラム障害／自閉スペクトラム症は，正常な奇妙さ，社交不安障害／社交不安症（社交恐怖），強迫性障害／強迫症とその関連障害，統合失調型パーソナリティ障害，知的能力障害（知的発達障害），および神経学的疾患との境界が明確ではない。症状が重度でかつ持続的で，臨床的に著しい機能の障害を引き起こしていなければならず，その他の状態ではうまく説明することができないものでなければならない。
- **診断の安定性**：自閉症スペクトラム障害／自閉スペクトラム症は持続的で広範性の問題を記述しているはずだが，粗雑な診断のために，自閉症的であるとレッテルを貼られた子どもたちの半分がすぐにそこから"成長して外れていく"。
- **偏見**：自閉症スペクトラム障害／自閉スペクトラム症に対する偏見は非常に弱まったが，なくなってはいないことも確かである。間違って診断された人々は，しばしば傷跡を残されたように感じている。
- **期待の低下**：誤って自閉症スペクトラム障害／自閉スペクトラム症と診断された人々は，やりとげることができると感じるものが減り，診断されなければ開かれていたはずの扉を閉じてしまう可能性がある。
- **個人差の保持**：奇妙さというのは人生のスパイスであり，必ずしも精神疾患の症状ではない。狭義の古典的自閉症はあらゆる精神疾患の中でおそらくもっとも大きな機能低下が認められるが，軽度の自閉症スペクトラム障害／自閉スペクトラム症は，受け入れられるべき一般の個人差といつの間にか同程度なものとなっており，病理的なものではなくなっている。
- **サービスからの非干渉化**：多くの子どもたちがわずかな希望に望みをかけ，特別な教育プログラムを必要としているが，現在特別プログラムを受けることができるのは自閉症スペクトラム障害／自閉スペクトラム症の診断を受けた場合に限られている。必要な

学校サービスを受けられるかどうかは、真の教育的必要性に関する個別化された評価に基づいて行うべきであり、あいまいで、かつ広く包括的で、自閉症の可能性をあまり予測できない定義に頼らないことにより、子どもたちにとってより良い環境ができ、より正確な診断が可能になるだろう。サービスは確かに必要なものであるが、DSM診断は、その利用を決めるのに必ずしも有用かつ適切な方法ではない。

- **リスク・ベネフィット比**：自閉症スペクトラム障害／自閉スペクトラム症の粗雑な診断はいくらかの問題を解決はできるが、誤ったレッテルを貼られる人を作り出すリスクを含んでいる。

309.21 分離不安障害／分離不安症

スクリーニングのための質問例

「あなたのお子さんは親と離れることを極端に怖がりますか？」

診断典型例

　子どもは置き去りされた時に激怒し、一人になることを極度に怖がる。明日学校に行かなければならないという心配が、学校から帰るや否や始まる。親にまとわりついて、腹痛や下痢、頭痛があると訴え、粘り強く、一日休めないかどうか、駆け引きを始める。寝る時間が近づくと、子どもたちはとめどなく言い訳を見つけては夜更かしをして、眠りに落ちるまで親が寝室から立ち去るのを拒否する。子どもたちは悪夢を怖がり、悪夢のためにしばしば目を覚まし、そして最後に両親のベッドで眠ろうとする。朝がくると、むずがり、甘えた声を出したり、蹴ったり、叫んだりして、最後にスクールバスに強制的に押し込まれるまで座り込む。こうした子どもは、遊ぶ機会があっても家を出ようとしないので友達がおらず、まわりから

は「赤ちゃん」や「臆病な子猫ちゃん」などと呼ばれたりする。

鑑別診断・除外すべき状態

- **通常の発達過程での不安**：機能低下を引き起こさない一過性の分離不安。
- **適応障害**：離婚や親の入院などのストレスに対する予測可能な反応ではあるが、臨床的に著しい苦痛または機能低下を起こしている不安。
- **その他の精神疾患**：より一般的な臨床症状（大うつ病性障害／うつ病、全般性不安障害／全般不安症、パニック障害／パニック症、自閉症スペクトラム障害／自閉スペクトラム症）の一部として生じた分離の問題。

診断のコツ

- **進化**：分離への恐怖は、生き残るためにまさに価値があるものである。分離に不満を言わない子どもたちは、置き去りにされるか外敵に食べられるかしてしまう。私たちの祖先はみな親を近くにとどめようとする「臆病な子猫ちゃん」であった。分離を怖がる理由は、きわめて一般的で普通なことである。
- **発達段階による要因**：正常の恐怖の範囲は広く、診断は、恐怖が年齢相応のものでなく、著しい機能低下がある場合にのみ下されるべきである。
- **文化的な要因**：自立と依存に関する相対的価値の基準は文化ごとに大きく異なる。分離恐怖は、その文化で想定されるものを大きく超えたものであるべきである。
- **ストレス**：ストレスの後に引き起こされる一過性の分離の問題は精神疾患ではない。
- **成人での診断**：分離不安障害はたいてい幼少期の障害であるが、発症が18歳以前で、その分離不安が別の精神疾患の部分症状としてうまく説明できない場合に、まれに診断される。

- 経過：子どもたちの大部分はいずれは分離に対する過度の恐怖がなくなるが，一部の子どもたちでは成人の不安症の前駆症状となることもある。

319　知的能力障害（知的発達障害）

スクリーニングのための質問例

「お子さんは学習が遅いですか？」，「そのことは問題になっていますか？」

診断典型例

IQ検査の値が低く（DSM-IVでのカットオフ値は70），社会適応の機能でも低い値を認める。

鑑別診断・除外すべき状態

- 境界域の知的機能：IQの値が70を超える。V62.89にコードする。
- 自閉症スペクトラム障害／自閉スペクトラム症：社会的な相互交流の重篤な欠損とステレオタイプの行動が認められる。
- 学習障害：問題が，他の一般的な知的機能ではなく，学習に限られている。
- 認知症：発症が18歳以降である。
- 詐病：知的な問題があるように装い，法的あるいは他の責任を逃れようとしている。
- その他の精神障害：大うつ病性障害／うつ病，不安障害／不安症，その他の障害が知的機能を障害することがある。

診断のコツ

- **IQ検査**：知的能力障害（知的発達障害）は臨床面接のみに基づいた診断ではない。各々の分野で子どもの言葉や文化的背景に詳しい専門家が個別のIQ検査と個別の適応能力の検査を行う必要がある。
- **測定誤差**：いかなる検査操作でも測定誤差はつきものである。DSM-IVの知的能力障害のカットオフ値は70であるが，これは臨床場面全体の文脈の中で解釈されていなければならない。
- **70以上のIQ値**：わずかにIQが高かったとしても（たとえば，5点上まわっている場合），適応能力の問題が明らかである場合には知的能力障害（知的発達障害）の診断がつけられる。
- **誤解される低いIQ値**：70以下のIQ値であっても，適応能力に問題がないかつ／またはテストの際に非協力的である，注意力が落ちている，不安，抑うつ，睡眠不足，または他の精神疾患を伴っている場合には診断されない。
- **その他の理由によりIQ低値が出た場合**：検査に用いられた言語に流暢でない場合，教育を受けていない場合，文化的に検査内容に慣れていない場合，重度の言語障害がある場合，あるいは詐病の場合にはIQ値はあてにならないことがある。
- **検査の一貫性**：検査値の傾向の方が，ある検査での値そのものよりも重要である。検査を繰り返して行うと真の値に近づく。数値がばらつく場合には，より高い値がもっとも真の値を表していることが多い。なぜならば，その人の知的能力の知性が低く見積もられる理由は多いが，高く見積もられる理由はないからである。
- **発症時の年齢**：18歳以前でなければならない。18歳以降に起こる類似の知的な問題は，認知症として分類されうる。
- **重症度**：知的能力障害（知的発達障害）と診断されている人のほとんどは，軽度の範囲に分類されており，通常は明確な病因は存在していない。問題が深刻であればあるほど，十分な検査を行えば特定の原因が見つかるものである。

- **精神疾患の併存**：非典型的な病像を示していることが多く，知的能力障害（知的発達障害）があると正確に診断をするのが難しくなる。患者がとくに良い情報提供者でないことがあるために，評価も限定的となる。裏付けのない推論に基づく特定の診断よりも，第1章に述べたような特定不能の診断を用いるほうが望ましい。たとえば，妄想や幻覚をともなう知的能力障害（知的発達障害）に対して，統合失調症と診断するより特定不能の精神疾患と診断するほうがより正確な場合もある。
- **自閉症との関係**：知的能力障害（知的発達障害）と自閉症スペクトラム障害／自閉スペクトラム症がともに存在している場合には，両方を診断することができる。
- **学習障害**：学習における問題がIQ値から予測されるものと不釣り合いであれば，これらも診断される可能性がある。

■ 学習障害

以下特定せよ

315.00 読字障害（読字理解，速度，正確性における特定の問題）
315.1 算数障害（計算，数字・記号の模写，それらの理解における特定の問題）
314.2 書字表出障害（文法，文構成，文章作成における特定の問題）
315.9 特定不能

スクリーニングのための質問例

「あなたのお子さんは読むこと，書くこと，あるいは算数に問題がありますか？」

診断典型例

　学校でのテストの特定の分野における成績が，年齢と総合的なIQ，そしてそれまでの教育の質から期待されうるものよりはるかに低い。この機能低下は学校，仕事，またはその他の生活機能の側面に障害をもたらす。

鑑別診断・除外すべき状態

- **知的能力障害（知的発達障害）**：特定の学習上の問題が，総合的なIQ値から期待されうるものよりもはるかに低い。
- **自閉症スペクトラム障害／自閉スペクトラム症**：これ自体が機能の原因になるが，特定の勉強の領域の成績が不釣り合いに低下している場合には両方の診断がなされる。
- **感覚過敏**：これは学習問題に影響する。
- **注意欠如・多動性障害／注意欠如・多動症（ADHD）**：テストの点数が低くなる原因となりうるが，適切な場合には同時に診断することができる。

診断のコツ

- **専門家による診断の必要性**：精神科医は検査の十分な技能がなく，学習障害の診断をする特別な知識を持ち合わせないことがほとんどである。専門家への紹介や以前に行われたテストの結果を参考にすることが，ほとんどいつも必要となる。
- **個人にあわせた検査**：学習困難が文化または言葉の壁，非協力的であること，他の障害（例 ADHD）の存在によって起こっていないことを確認することが必要である。
- **複合している問題**：一つの型の学習障害がある場合には，それ以上の型があることがほとんどである。当てはまるものすべてをコードする。

- **発見される年齢**：学習障害は通常，低学年時においてIQが平均かもしくは低い子どもたちに見つかる。活発な子どもの場合，高学年に進んで勉強が難しくなってきたときに明らかになる場合もある。

■ 食行動障害

307.52 異食症

スクリーニングのための質問例

「お子さんはペンキや土など奇妙なものを食べますか？」

診断典型例

子どもが，食物としての意味がないものを食べ続ける。

鑑別診断・除外すべき状態

- **正常の行為**：この行為は，約2歳までのよちよち歩きの小児には普通である。
- 文化的に受け入れられる儀式の一つ。
- **精神病性障害**：幻覚や妄想にしたがい，奇妙なものを食べる。
- 栄養欠乏状態あるいは飢餓状態。

診断のコツ

- **発達段階**：よちよち歩きの小児に異食症の診断をしないこと。この診断はIQが低いもう少し高学年の小児で起こりうる。
- **頻度**：その行為は問題となるくらい頻繁に起こらなければならない。
- **嗜好**：土とペンキが，不適切に摂取されるもっとも多い二つで

ある。
- **栄養補給**：鉄欠乏性貧血の人々の中には鉄分が豊富な土を渇望する人もいる。

307.53 反芻性障害／反芻症

スクリーニングのための質問例

「お子さんは通常の仕方で食べ物を飲み込むのに問題がありますか？」

診断典型例

子どもは継続的，簡単に飲み込むことができず，代わりに食べ物を口に戻し，また噛んで，それから吐き捨てる，またはそれを再び飲み込む。

鑑別診断・除外すべき状態

- 消化器系疾患の問題。
- 知的能力障害（知的発達障害）。

診断のコツ

- **発達上の問題**：反芻症はたいてい幼児やIQの低い少し上の子どもに起こる。
- **リスク**：栄養失調，体重減少，または成長遅延の有無に留意する。

■ 排泄症群

787.6　遺糞症，便秘と溢流性失禁を伴うもの
787.7　遺糞症，便秘と溢流性失禁を伴わないもの

スクリーニングのための質問例

「あなたの子どもは，トイレット・トレーニングに問題がありますか？」

診断典型例

トイレット・トレーニングが済むだけの年齢に達している子どもが，下着の中やトイレ以外の場所に繰り返し排便をする。

鑑別診断・除外すべき状態

- **正常範囲内の個人差**：トイレット・トレーニングが完了する年齢差はかなり幅がある。
- **知的能力障害（知的発達障害）または自閉症スペクトラム障害／自閉スペクトラム症**：これらがトイレット・トレーニングの遅れを引き起こす可能性がある。

診断のコツ

- **精神年齢**：精神年齢が4歳より下の子どもには診断すべきではない。
- **文化の相違**：トイレット・トレーニングが完了しているはずと期待される時期については文化差を考慮すること。

307.6　遺尿症

スクリーニングのための質問例

「あなたの子どもはトイレット・トレーニングまたはおねしょの問題がありますか？」

診断典型例

トイレット・トレーニングが済むだけの年齢に達している子どもが夜間ベッドに，または日中に下着の中に繰り返し排尿をする。時に起きる偶発的なおもらしは考慮に入れない。おねしょは頻繁に起こっていて，数カ月間持続していなくてはならない。

鑑別診断・除外すべき状態

- **正常範囲内の個人差**：トイレット・トレーニングが完了する年齢差はかなり幅がある。
- **知的能力障害（知的発達障害）または自閉症スペクトラム障害／自閉スペクトラム症**：これらがトイレット・トレーニングの遅れを引き起こす可能性がある。

診断のコツ

- **精神年齢**：遺尿症の診断が適用されて妥当なのは，少なくとも5歳の精神年齢に達してからである。
- **文化の相違**：トイレット・トレーニングが完了しているはずと期待される時期については文化差を考慮すること。

　第3章の「DSM-5を読み解く上での注意」欄を参照：重篤気分調節症

第4章の「DSM-5を読み解く上での注意」欄を参照：小児双極性障害の流行

第6章の「DSM-5を読み解く上での注意」欄を参照：チック障害

第3章
Depressive Disorders

抑うつ障害群

本章の構成

- 大うつ病性障害／うつ病（Major Depressive Disorder）
- DSM-5を読み解く上での注意：悲嘆 vs. 大うつ病性障害／うつ病
- 持続性抑うつ障害（気分変調症）
  （Persistent Depressive Disorder〈Dysthymia〉）
- 月経前不快気分障害（Premenstrual Dysphoric Disorder）
- 物質誘発性抑うつ障害（Substance-Induced Depressive Disorder）
- 他の医学的疾患による抑うつ障害（医学的疾患を示すこと）
  （Depressive Disorder Due to Another Medical Condition
  〈Indicate the Medical Condition〉）
- 特定不能の抑うつ障害（Unspecified Depressive Disorder）
- 特定不能の気分障害（Unspecified Mood Disorder）
- DSM-5を読み解く上での注意：重篤気分調節症
  （Disruptive Mood Dysregulation Disorder）

■ 大うつ病性障害／うつ病

単一エピソードの場合

296.21 大うつ病性障害／うつ病，単一エピソード，軽症

296.22 大うつ病性障害／うつ病, 単一エピソード, 中等症
296.23 大うつ病性障害／うつ病, 単一エピソード, 重症, 精神病性病像の特徴を伴わないもの
296.24 大うつ病性障害／うつ病, 単一エピソード, 重症, 精神病性病像の特徴を伴うもの

反復性の場合

296.31 大うつ病性障害／うつ病, 反復性, 軽症
296.32 大うつ病性障害／うつ病, 反復性, 中等症
296.33 大うつ病性障害／うつ病, 反復性, 重症, 精神病性病像の特徴を伴わないもの
296.34 大うつ病性障害／うつ病, 反復性, 重症, 精神病性病像の特徴を伴うもの

スクリーニングのための質問例

「あなたはこれまでに，生活に支障が出るほど落ち込んだことがありますか？」

診断典型例

シェイクスピアはハムレットの言葉を使って，うつ病のことを「この世界に生きることが，私には，なんとうんざりした，生気のない，活気のない，そして無駄なことに思えることか！」と表現した。うつ病の人は，ひどく落ち込み，気力がわかないために，ベッドから起き出すのに労力を費やすことに説得力のある理由を見つけることができない。エネルギーや決断力に欠けているために，一日中物憂げな様子で動かず横たわっているかもしれない。しかし時に

は嵐のような形をとって，焦燥感を示し，落ち着きなく動きまわり，イライラして文句を言い，運命や近い親戚に対して憤る（荒野でのリア王を思い出してほしい）。

うつ病の人は，はっきりと考え，集中し，そして簡単な決断をすることができない。人生が生彩を欠いた味気のないものに見えるようになり，楽しみや興味，興奮を感じられなくなる。ほとんど食べたり眠ったりできなくなるか，食べすぎたり眠りすぎたりするようになる。考えは遅く，重く，暗くなり，深い絶望感，無価値感，そして消えることのない罪悪感の重みに支配される。唯一の望みは，「混沌とした人生」がすぐにはっきりと終わりを告げ，絶えず続く雲を持ち上げて，魂への重荷を軽減することである。

異種性

大うつ病性障害／うつ病は多くの顔を持っており，そのために非常に多様な症状が現れる可能性がある。

気分に一致した精神病性病像の特徴

抑うつ的なとらわれは妄想的な信念になりうる。よくあるのは，明らかに自分ではコントロールできない，愛する人の死または破局的な出来事を自分の責任であると信じること，経済的な状態が良いということを示された時でさえすべてのお金がなくなったと確信すること，許されない罪で処罰しようとしている人に追いかけられているように感じること，税金を納めるのが2，3日遅れたせいで，長期間投獄されると信じて疑わないこと，がんにかかっている，もしくは体の臓器が回復不能なほどにダメージを受けているまたは腐っていると思い込むこと，などである。幻聴がきこえることもあるが，通常それは，自分の現在の考え，および過去に犯したと想像している犯罪と軽犯罪に対して目をこらして容赦なく厳しく自分を攻撃する非難の声である。

気分に一致しない精神病性病像の特徴

患者は，妄想と幻覚を有するが，それらは抑うつ気分の主題に関連せず，統合失調症で起こるものとまったく同じであるが，うつ病エピソードの間だけ起こる。

メランコリー

メランコリーは，もっとも重篤な非精神病性の抑うつである。何をしても，どうしようもなくひどい気分から抜け出すことはできない。以前楽しめたものに興味がなくなり，最高の知らせを聞いてもまったく何も感じない。睡眠の恵みを失い，早く（しばしば，夜が明けるずっと前に）目が覚めてどうしても再び眠りに入ることができないために，朝，起きる時が最悪の時間帯になる。食欲がなくなり，最低限の水分と栄養を維持するように上手に誘導するか強要するかしなくてはならなくなる。メランコリーの人の中には，焦燥感を示す人もいれば，動かなくなる人も，さらには両方が交互に起こる人もいる。

反応性の抑うつ

反応性の抑うつは，外的なストレス因が誘因となって起こり，より軽症で広範に見られ，状況への反応性が高い（例 患者は仕事を失った時に落ち込むが，人が訪れると元気になり，別の仕事に就ければすぐによくなる）。ストレスおよび喪失に対する正常な反応と区別するのが非常に難しい。

季節性のパターン

抑うつ気分が，規則的に特定の季節，特に冬に関連して起こる。

鑑別診断・除外すべき状態

- **双極性障害**：躁または軽躁の症状が，現在または過去に存在する（例 爽快気分，誇大性，睡眠欲求の減少，生産性および社交性の

亢進，観念奔逸，衝動性，ばか騒ぎにふけること，向こう見ずな性行動）。
- **複雑でない近親者の死別反応**：抑うつ症状は，正常の悲嘆で起こりうる兆候としてよく理解できる。
- **他の医学的疾患による抑うつ障害**：特に高齢の患者ではこれを考慮すべきである。
- **物質誘発性抑うつ障害**：特に若年者では，薬物乱用によって，もしくは特に高齢者では，処方薬によって，症状が引き起こされる。
- **持続性抑うつ障害（気分変調症）**：抑うつ症状はより軽度で，年余にわたって持続する。
- **統合失調症，統合失調感情障害，または妄想性障害**：気分症状が存在していない時期に，妄想および幻覚が生じる。
- **短期精神病性障害**：症状は，うつ病の明らかなエピソードを伴わずに起こり，すぐに回復する。時にストレスに対する反応として起こる。

診断のコツ

- **正常の落ち込みと大うつ病性障害／うつ病を区別する**：重症度で軽症の極にある大うつ病性障害／うつ病を，毎日の生活での正常な心の痛み，苦痛，および苦悩と区別する必要がある。抑うつは「濃く」（一日のうちほとんど，ほとんど毎日），少なくとも2，3週間続き，しかも臨床的に著しい機能の障害を起こすほど重篤でなければならない。
- **ストレス因との関連**：症状が軽ければ（しかも，特に失業，離婚，もしくはその他の重篤な人生の問題の後に起こっていれば），抑うつエピソードのようにみえるものを，一時的なストレス反応として理解した方がよくないかどうか検討すべきである。確定診断をする前に，十分に時間を使ってその点を明らかにする。DSMで，抑うつエピソードの診断に2週間を必要とするというのは，多くの状況を合理的によくカバーする一般的な妥協点であるが，

必ずしもすべての患者にあてはまるわけではない。軽症で反応性の症例では診断を急ぐべきではない。疑問があるときにはいつも、どのように状態が展開するかを4週間（もしくはそれ以上）かけて観察し続けながら待つようにする。

- **若年者の診断**：子どもや思春期の患者に対して大うつ病性障害／うつ病と診断するのは気をつける。初めに、子どもに抑うつ症状を引き起こす可能性のある他のすべての要因——特に物質使用と家庭内のストレス因——について十分に考慮する。
- **高齢者の診断**：すべての遅発性の初回発症では、最初に身体疾患や治療薬の副作用を考慮する。高齢者の抑うつは時に認知症のように見えるが、抑うつが改善すると消失する。
- **患者と共同作業をする**：重篤な大うつ病性障害／うつ病の患者のうち3分の1がまったく治療を受けていない。最終的に医師を受診する人の多くは、それまでに数カ月もしくは何年もうつ状態にある。2回目の診察に患者が戻ってくるのを確実にするためにできることをすべて行うようにする。大うつ病性障害／うつ病の診断と治療に関する心理教育は、治療を始めるにあたってとても良い方法である。
- **精神病性の大うつ病性障害／うつ病 vs. 統合失調感情障害**：これら二つは非常に近い関係にあり、論文では簡単に区別できるが、現実世界ではそう簡単ではない。どちらの診断が正しいかという白熱した診断の論議は、完全に時間と脳の労力の無駄である。境界領域にいる患者は、一方の側かもう一方の側かといった正確な分類を受けつけない。彼らは、ありのままに——つまり境界線上にある患者として診て、治療されるべきである。特定不能の精神病性障害として議論を終えるべきである。
- **経過**：これは実にさまざまである。大うつ病性障害／うつ病のエピソードの中には何週間か続くものもある、大半は何カ月も続くし、あるものは何年も続く、一生続くものもある。単一エピソードだけのこともあれば、20以上のエピソードがあることもある。最初のエピソードの後、次のエピソードが起こる確率は50％で

ある。2回目のエピソードの場合，3回目のエピソードが起こる確率は70％である。4回のエピソードの後に，次のエピソードが起こる確率はそれ以上であると予想できる。どのエピソードであっても，3分の1の患者が完全によくなる，3分の1はよくなるが，症状がある程度残る，3分の1は最初の治療にまったく反応せず，別の治療が必要になる。

DSM-5を読み解く上での注意

悲嘆vs.大うつ病性障害／うつ病

悲嘆の症状（悲しみ，興味の喪失，エネルギーの低下，睡眠および食欲の障害）は，軽症の大うつ病の症状と完全に一致する。以前のDSMでは明確な「死別反応の除外」を設けて悲嘆を認識できるようにしていて，希死念慮，妄想，精神運動性の焦燥または制止，または機能不全のような重度の機能の障害が存在していなければ，愛する人が亡くなって数カ月間は，大うつ病性障害／うつ病と診断しないように勧めてきた。DSM-5はこの除外を取り除くという重大な誤りをした。

死別反応の除外を取り除いたことによる害を減らすために，DSM-5は，悲嘆反応の症状と大うつ病性障害／うつ病の症状を区別すること，そして過剰診断を減らすために臨床的な判断を行うことを推奨する注釈をつけた。予測されうる必要な正常の悲嘆反応を経験している人に対する大うつ病性障害／うつ病の過剰診断と過剰治療を避けるために，この注釈を活用してほしい。この診断は，以前から抑うつエピソードを経験し，かつ／または現在重症かつ長く続く症状を有する人のみにとっておくようにする。同様に，失業，離婚，または経済問題のようなその他の人生のストレス因も，軽症の大うつ病性障害／うつ病と同じ症状を呈するが，そのときにそれが起こるのは理解可能である。くりかえしになるが筆者は，症状が喪失またはストレスに見合うものであるときにはいつも，過度の診断と治療を避けることを勧めておきたい。

■ 300.4 　持続性抑うつ障害（気分変調症）

スクリーニングのための質問例

「あなたはほとんどいつも落ち込んでいますか？」

診断典型例

抑うつは軽症であるが，ほとんど持続的に存在している。良い日もあれば，特に悪い日もあるが，ほとんどの日はどんよりしている。抑うつ症状（絶望感，低い自己イメージ，罪悪感，無価値感；社会的なひきこもり；食欲，睡眠，エネルギーの問題）が存在しているが，うつ病よりははるかに重症度が低い。患者は機能できており，自分をよく知っている人以外には抑うつをかなりうまく隠し続けることができている。しかし人生は，進行し続けている絶え間のない重荷となっている。

鑑別診断・除外すべき状態

- **正常な実存的悲しみ**：持続性の悲しみが正常反応であることもある。特に慢性的にストレスフルな，もしくは失望するような生活を送らなければいけない人はそうである。
- **慢性の大うつ病性障害／うつ病**：症状が重症である。
- **双極性障害**：躁または軽躁のエピソードが存在したことがある。
- **他の医学的疾患による抑うつ障害**：疾患の生理的な側面（例 貧血または甲状腺機能低下症）が，長く続く抑うつ症状を引き起こす。
- **物質誘発性抑うつ障害**：同じく慢性的な物質の使用が認められる。
- **慢性的な精神病性障害**：慢性的な抑うつを伴うことがあるが，別個には診断されない。

診断のコツ

- **情報提供者**：物事の常として，人は，現在の感情の状態を基準にして後方視的に過去を歪めるものである。いま落ち込んでいる人は，ずっと続いている抑うつの期間と重症度を誇張しているかもしれない。情報提供者を持つことが役に立つ。
- **正常の悲しみとの境界**：慢性的に悲しんでいて悲観的でもある人は多い。持続性抑うつ障害（気分変調症）の診断は，臨床的に著しい苦痛または機能の障害がある人のためにのみ，とっておくべきである。
- **大うつ病性障害／うつ病との境界**：抑うつ症状が大うつ病性障害／うつ病の続きであれば，大うつ病性障害／うつ病の診断が持続性抑うつ障害（気分変調症）に優先される。
- **慢性的なストレス因子との関連**：悲しみのレベルが，無職，慢性的な経済的な重圧，認知症の配偶者を介護しなくてはならないこと，または慢性疾患に対処することのような，長く続くきわめて困難な人生の境遇に対応したものである場合に持続性抑うつ障害（気分変調症）と診断するのは，理に適っていない。
- **パーソナリティ障害との関連**：持続性抑うつ障害（気分変調症）とパーソナリティ障害が同時に存在しているとき（そうした場合は多い），両方の診断をするのが役に立つ。
- **双極性障害との関連**：持続性抑うつ障害（気分変調症）は定義上単極性であり，躁または軽躁のエピソードとは共存しえない。
- **医学的疾患との関連**：人生後期のに発症の場合には，特に医学的疾患を疑うようにする。
- **慢性的な物質使用との関連**：物質使用が関連している場合，その影響から原因を導き出す唯一の方法は，患者に物質をやめさせることである——。しかしこれは正直なところ簡単なことではない。

625.4　月経前不快気分障害

スクリーニングのための質問例

「月経の前後に多くの心理的，身体的な症状が現れますか？」

診断典型例

患者の月経の時期に常に先行して，抑うつ，イライラ，突然の変わりやすいまたは反応性の気分，および不安が生じる。患者はまた，エネルギーおよび興味の低下，睡眠または食欲の変化，および集中困難または物事を成し遂げることの困難，そしてさまざまな身体症状を経験することがある。

鑑別診断・除外すべき状態

- **正常な月経前不快気分**：症状は軽症で一過性であり，何回かの月経周期で起こるだけである。
- **他の精神疾患の月経前の増悪**：症状は月経周期を通してずっと続くが，月経の周辺時期に増悪する。
- **医学的疾患によって引き起こされた不快気分の月経前の増悪**：こうした状態例には，甲状腺機能低下症，SLE，貧血，およびがんが含まれる。

診断のコツ

- **重症度**：月経前の不快気分はきわめて一般的で，精神疾患と見なすべきではない。月経前不快気分障害は，目立った（身体的だけでなく）心理的な症状が存在していて，しかもそれらが著しい苦痛または機能の障害を引き起こしている場合にのみ使われるべき

である。
- **持続性**：この診断は，不快気分が少なくとも1年間ほとんどの月経時に起こっている場合にのみ用いられるべきである。
- **経口避妊薬**：この診断は，経口避妊薬を使っている時にのみ症状が起こる場合には用いられない。
- **前方視的な日々の評価**：症状が月経に密接に関係していることを確認するためには何回かの月経周期で行われるべきである。後方視的な報告はしばしば間違いをおかす。

■ 物質誘発性抑うつ障害

291.89 アルコール誘発性
292.84 他の物質誘発性（物質を示すこと）

スクリーニングのための質問例

「あなたのうつは，アルコール，薬物，または処方薬と関連している可能性がありますか？」

診断典型例

抑うつ症状が，快楽を得るために使用した物質，処方された薬剤，または毒物への曝露によって引き起こされている。

鑑別診断・除外すべき状態

- **原発性の大うつ病性障害／うつ病**：物質の使用が，偶発的である，関係ない，もしくは大うつ病性障害／うつ病に伴う二次的なものである。
- **物質中毒または離脱**：抑うつ症状が，単一の物質の中毒または離

脱で予測されるものほど重篤でない，または長く続かない。
- **他の医学的疾患による抑うつ**：そうした状態の例として，甲状腺機能低下症がある。

診断のコツ

- **時間軸**：物質の使用が，抑うつ症状の出現より前に始まっているか，または量が増えているべきである。物質の使用を中止した後，1カ月以内かその前後で，抑うつ症状の消失または大きな改善が生じるべきである。
- **重症度**：症状が，使用された物質の種類と量によって起こりうるものよりずっと重症であれば，原発性の大うつ病性障害／うつ病の可能性が高くなる。
- **年齢関連因子**：若年者では，抑うつ気分が原発性であると想定する前に，物質の使用歴について注意深く確かめるようにする。高齢者では，抑うつが処方薬の副作用である可能性が高い。多くの処方薬を服用していて相互作用している可能性があるので注意を要する。
- **臨床検査**：物質の使用を打ち明けることについて，人々は"正直"でないことがある。アルコール，快楽を得るための薬物，および処方薬使用の検査を診断ツールとして活用することが，おそらく十分にはできていない。筆者は，それを強く勧める。

■ 293.83　他の医学的疾患による抑うつ障害（医学的疾患を示すこと）

スクリーニングのための質問例

「あなたの医学的疾患とその治療について教えてください」

診断典型例

抑うつ症状が，医学的疾患の直接的な生理的影響によって引き起こされる。

鑑別診断・除外すべき状態

- **原発性の大うつ病性障害／うつ病**：物質の使用は偶発的である，関係ない，もしくは大うつ病性障害／うつ病に伴う二次的なものである。
- **適応障害**：抑うつ症状が，疾患の生理的影響によってではなく，疾患への心理な反応として起きている。
- **物質誘発性抑うつ障害**：症状は，身体疾患の治療のために使われた治療薬の副作用の可能性がある。

診断のコツ

- **時間軸**：医学的疾患が，抑うつ気分の出現より前に始まるべきであり，医学的疾患の改善によって抑うつ症状の消失もしくは大きな改善が生じるべきである。
- **重症度**：症状が，医学的疾患の種類と重症度によって起こりうるものよりはるかに重症であれば，原発性の大うつ病性障害／うつ病の可能性が高くなる。
- **年齢関連因子**：50歳以降に初回の抑うつエピソードを発症した場合には，身体疾患が関連している可能性が高いと考えるべきである。
- **医学的診察と臨床検査**：医学的疾患の診断を明らかにするために，十分な医学的診察を行うべきである。
- **メカニズム**：この診断は，医学的疾患の脳機能への直接的な生理的影響によって抑うつ気分が引き起こされている場合にのみ適用される。大うつ病性障害／うつ病が，医学的疾患にかかっていることに対する心理的な反応であるときは使われない。診断は重症

度および持続期間によって行い（臨床的に著しくなければ），疾患に対する心理的な反応である抑うつと診断すべきではない；（大うつ病性障害／うつ病として閾値下ではあるが，臨床的に著しい場合には）適応障害と診断されるべきである；もしくは，大うつ病性障害／うつ病と診断されるべきである。
- **処方薬の副作用との相互作用**：疾患または処方薬が抑うつを引き起こしているかどうかはっきりさせるのが非常に難しい場合がある。また，その両方である場合も多い。

■ 311　　特定不能の抑うつ障害

抑うつ障害があるが，どれに当てはまるか区別する十分な情報がないと判断した場合には，特定不能の抑うつ障害の診断を使用する。物質の使用または医学的疾患の影響の可能性を決定するためには，しばしば時間の経過と何回かの診察が必要である。この分類は，抑うつ障害に挙げられたどの特定の分類にも合致しないが，なお臨床的に著しい苦痛または機能の障害が存在している抑うつ症状に対して使われる。

■ 296.60　特定不能の気分障害

DSM-5は，DSM-IVの中にあった特定不能の気分障害を削除するという間違いをおかしたと筆者は考える。そのために，明らかに気分障害を有しているが，まだそれが単極性か双極性か明言できない，よくある患者の状態を分類できなくなった。気分障害が存在しているが，抑うつ障害なのか双極性障害なのかを区別する十分な情報がない場合には，特定不能の気分障害を抵抗なく使うことを，筆者は勧める（ICD-9-CMの特定不能の気分障害を使用するように）。時間とさらなる評価によって診断が明らかになってくるだろう。

DSM-5を読み解く上での注意

重篤気分調節症
(Disruptive Mood Dysregulation Disorder)

DSM-5は，かんしゃくをしばしば起こす子どもを表現するのに，DMDDを導入した。これを含めるにあたっては，最小限の研究しか行われず，子どもの双極性障害の過剰診断を減らすということだけで正当化された（第4章の「DSM-5を読み解く上での注意」欄の後半を参照せよ）。DMDDが役に立つことよりも，危険性を生み出すことの方を，筆者は恐れている。筆者は，DMDDの診断は，仮に使うにしても，きわめて控えめにすることを勧める。DMDDの問題は以下のとおりである。

1. DMDDは，正常な子どもに見られるかんしゃくと区別することができない。その結果，正常だが苛立っている子どもに対して，精神疾患を持っているという偽陽性の誤診する可能性がある。
2. DMDDは，他の精神疾患で起きるかんしゃくと区別することができない。そのために，DMDDは，子どものイライラに対する適切な鑑別診断から注意をそらす可能性がある。
3. 子どもの双極性障害と同じように，製薬会社によって，リスクのある処方薬，特に大幅な体重増加（そして，そのための肥満，糖尿病，および心臓病）を引き起こす抗精神病薬の使用を促進する動きが出てくる可能性がある。

安全性を考えれば，かんしゃくを起こすイライラしている子どもを診断する際には，段階的診断法に注意深くしたがうことを勧める（第1章参照）。DMDDはまったく使わないか，特定の環境の中で最大限の注意を払って使うべきであり，極度の状況以外では，薬の使用を示唆するものと見なすべきではないというのが，私の意見である。DMDDはゴールデンタイムに出る準備はできていない。

抑うつ障害群

第4章
Bipolar Disorders

双極性障害群

本章の構成

- 双極I型障害 (Bipolar I Disorder)
- DSM-5を読み解く上での注意：小児双極性障害の流行
- 双極II型障害 (Bipolar II Disorder)
- 気分循環性障害 (Cyclothymic Disorder)
- 物質誘発性双極性障害 (Substance-Induced Bipolar Disorder)
- 他の医学的疾患による双極性障害 (医学的疾患を示すこと)
  (Bipolar Disorder Due to Another Medical Condition
  〈Indicate the Medical Condition〉)
- 特定不能の双極性障害 (Unspecified Bipolar Disorder)
- 特定不能の感情障害 (Unspecified Mood Disorder)

■ 296.XX 双極I型障害

4桁目の意味

.0x 双極I型障害，初回躁病エピソード
.40 双極I型障害，直近のエピソードが軽躁

.4x 双極Ⅰ型障害，直近のエピソードが躁
.5x 双極Ⅰ型障害，直近のエピソードが抑うつ
.6x 双極Ⅰ型障害，直近のエピソードが混合型
.7　双極Ⅰ型障害，直近のエピソードが特定不能

5桁目のコード

.x1 軽度
.x2 中等度
.x3 重度
.x4 精神病性病像を伴う重度
.x5 部分寛解
.x6 完全寛解
.x0 特定不能

スクリーニングのための質問例

「気分がよくなったり，逆に落ち込んだりするといった気分の波がありますか？」

診断典型例

　双極性障害での気分の高揚は —— 少なくとも一時は —— 素晴らしいものである。患者は，世界は思うがままだと感じ，すべてが順調で，容易で，素晴らしく，生き生きと感じられる。景色はより明るく，食べ物はより美味しく，セックスはより刺激的で，ジョークはより面白く感じられる。患者は，豊かな考え，燃える野心，湧き上がる自信，ゆるぎないエネルギーに高く舞い上がる。心は走り，会話をすると言葉が次々と押し出され，語呂合わせが多く，体は絶え間なく動き続ける。不可能なことは何もなく，世間の限界はもはや

当てはまらない。睡眠，食事，もしくは日常のつまらないことは必要がないように感じる。「するべきことが多すぎて時間がない」。衝動のたがが外れる ―― むやみやたらと買い物をすること，無茶な投資，拡大する新プロジェクト，新しい親密な交際，高速運転，危険なドラッグ，無茶な旅行。「なんでもこい」。

最終的に多幸感は，高揚感から辛抱のないイライラ感へと形を変える（特に他の人が，自分のパーティに参加するのを拒否したとき）。増大したエネルギーは落ち着きのない焦燥感と一体になり，ひどい疲れへと変わる。広がった考えは精神病性の妄想になることがある。すべての躁病エピソードの先には必ず，酷い抑うつが待ちかまえている。人によっては最初から混合性のエピソードを呈し，躁症状と抑うつ症状の急激な変化が見られて，ひどくイライラして怒りっぽくなり，眠れなくなる。双極Ⅰ型障害の最初のエピソードは通常35歳までで，そのほとんどの人がその後の人生で多くのエピソードを体験することになる。患者によっては特に激しいジェットコースターのような経過をとり，躁と抑うつが何度も何度も急速に交代して，正常な機能にもどって骨休みすることがほとんどできない人もいる。抑うつエピソードは，第3章で述べた抑うつ障害の症状と同等のものである。双極Ⅰ型障害の患者の大半で，抑うつの方が優勢である。

鑑別疾患：除外すべき状態

- **大うつ病性障害／うつ病**：抑うつ症状を持つ人が，これまでに躁病エピソードまたは軽躁病エピソードを経験したことがない。
- **双極Ⅱ型障害**：軽躁病エピソードを有したことはあるが，完全な躁病エピソードは経験していない。
- **気分循環性障害**：抑うつと軽躁といった気分の変化の幅は小さく，完全な抑うつエピソードまたは躁病エピソードには至っていない。しかし，臨床的に著しい苦痛または機能の障害が生じている。
- **正常な気分変動**：悲しみと高揚した気分の期間の交代が存在する

が，臨床的に著しい苦痛または機能の障害は伴わない。
- **統合失調感情障害**：症状は，重篤な精神病性の特徴を伴う双極Ⅰ型障害に似ているが，精神病症状は気分症状が存在していないときにも生じる。
- **統合失調症または妄想性障害**：精神病症状が臨床症状の主体で，優勢な気分エピソードを伴わない。
- **他の身体疾患による双極性障害**：そうした状態の例として，脳梗塞および甲状腺機能亢進がある。
- **物質誘発性双極性障害**：たとえば，精神刺激薬が双極性障害の症状を引き起こすことがある。
- **注意**：重篤気分調節症（DMDD）は子どもの双極性障害の代替として作られた。しかし，筆者はこの診断を用いないように勧めている。より詳しくは，第3章のおわりの「DSM-5を読み解く上での注意」欄を読んでほしい。

診断のコツ

- **診断の緊急性が高い躁病**：躁状態の患者はひどい判断を下し，対人関係，経済，法，そして性的なトラブルに巻き込まれる。誇大性，衝動性，妄想，および高まるエネルギーのために，きわめて重大な車の事故を起こす，屋根から「飛び降りる」，危険な見知らぬ人とすぐに仲良くなる，もしくは致死的な過量服薬をする。
- **ノンコンプライアンス**：不幸なことに躁の患者は制止されると憤慨し，すぐに遠くに旅行し，治療の必要性を否定し，治療者の存在にほとんど気がつかない。そうした患者が2回目の受診をする確率は高くないため，治療者はすぐに何か対応をしないといけない。
- **入院**：診断をはっきりさせ，治療を開始し，（もっとも重要なことだが）安全確保のために，入院が必要となる。
- **情報提供者**：患者に近しい人は重要な情報を提供し，患者があちらこちらに行かないで治療を受けるように助けてくれる。
- **単極躁病エピソード**：双極Ⅰ型障害の中のごくわずかの人がうつ

エピソードはなく，躁病エピソードだけを体験する。それは通常は男性で，ほとんどの人が後に大うつ病エピソードを体験する。

- **混合型エピソード**：混合型エピソードは双極Ⅰ型障害に分類されるが，焦燥感を伴った単極型うつと非常に区別しにくい。双極性障害の家族歴がある場合を除き，疑わしいときには単極性うつの診断を維持すべきである。
- **物質の役割**：処方薬およびその他の物質は時に，過去にうつ病性障害と診断された人に躁病エピソードを引き起こすことがある。そうした人を単極と考えるのが良いか双極と考えるのが良いかについては，議論が続いている。双極Ⅰ型障害と診断するのに役立つ要因としては，双極Ⅰ型障害の家族歴；過去のあいまいな混合型エピソードもしくは軽躁病エピソード，過去の物質誘発性躁；および極端に重篤なもしくは長く続く躁症状がある。
- **遅発性**：躁病エピソードが35歳以降に初発した場合は常に，身体疾患，抗うつ薬，またはその他の物質の影響の可能性を考えるべきである。
- **統合失調感情障害**：上述したように，これは，精神病症状を伴う重症の双極Ⅰ型障害と区別することが非常に難しい。境界領域では，もしかすると違いがないのかもしれない。先に進めて，特定不能の精神病性障害と診断すべきである。
- **小児期の双極性障害の過剰診断を避けること**：小児期のイライラやかんしゃくはほとんどが正常であるか，あるいはADHD，素行障害／素行症，またはODDに伴うものであり，双極性障害に関連しない。流行診断に巻き込まれないように（「DSM-5を読み解く上での注意」欄を参照せよ）。

DSM-5を読み解く上での注意

小児双極性障害の流行

　小児期の双極性障害の診断率はこの20年で40倍にも増え，その結果，抗精神病薬と気分安定薬の過剰処方が蔓延した。この診断を受けたほとんどの子どもは，エピソード的ではないかんしゃくとイライラを示す —— それは躁病または軽躁病エピソードと大うつ病エピソードの古典的な交代ではない。小児期の双極性障害が非常に異なる病状を示すという見解は，ほとんど検証されていない。

　製薬会社から多額の資金的援助を受けている「指導的な立場にある」研究者たちは，小児臨床家，教育者，および親に対し，標準的な双極性障害の定義を無視して，型にとらわれずに広く小児期の双極性障害を受け入れるように奨励していた。

　小児期双極性障害の「流行」には，次のような魅力ある話が利用された。1. 症状はきわめて一般的である，2. 以前は極端に低く診断されていた，3. 発達要因のために子どもごとに異なる症状を示す，4. 小児期の多様な情動調節不全を説明できる，5. 多様な症状を呈する（例 苛立ち，怒り，焦燥，攻撃性，被転導性，多動，そして行為の問題）。

診断に伴う問題

　小児期の双極性障害は，これまでそれが使われていなかった領域にまで境界が広がり，以前は他の診断名（例 注意欠如・多動性障害／注意欠如・多動症，素行障害／素行症，ODD，または不安障害／不安症）がついていた子どもたち，またはまったく診断名がつけられなかった子どもたち（「気分屋」だが正常な子どもたち）にまでそのレッテルが貼られるようになった。このため，苛立ちを呈する特徴を持つ他の原因が見逃される可能性もでてきた。たとえば，ADHDの苛立ちはしばしば精神刺激薬にもっともよく反応を示すが，双極性障害と誤診されるとその薬が中止される可能性がある。苛立ちを抱える若者に対してまず考えなくてはならないのは正常範囲内の発達であり，極度に苛立っている10代の若者に対しては物質乱用を考えなくてはならない。

生涯診断

双極性障害の診断の意味するところは，症状が生涯続き，薬物療法を継続する必要がある意味を伝える。小児および10代の若者を短期間診療しただけでそのような診断をするのは，賢明でない。多くのかんしゃく発作の原因の持続期間は非常に短く，限られた期間の治療で改善する。

不適切で過剰な治療薬の使用

10代の若者，小児，および幼児でさえ，抗精神病薬および気分安定薬が過剰投与され，それが肥満，糖尿病，および心臓病を促進し，寿命を短くするリスクの可能性もある。

偏見と危険性

双極性障害のレッテルは，その人の人生の物語を歪め，そうしたことがなければ達成できたはずの願望を絶ち切ってしまう可能性もある。レッテルを貼られた人は，結婚して子どもを持ってはいけないのではないか，ストレスの大きい願望や職業，仕事に挑戦してはいけないのではないかと心配になることがあるかもしれない。生命保険を獲得するのが難しくなるかもしれない。双極性障害と誤診されたために，望ましくない行動に対する責任感が弱まり，それを制御できなくなることもありうる。ときに，対人関係の問題もしくは法的な問題への弁解として，その診断が使われることがあるかもしれない。

筆者としては，小児期の双極性障害の診断を以前のようにまれなものとして，小児や若者に対して現在広く使われている不適切な抗精神病薬の使用を控えることを勧める。

296.89 双極II型障害

スクリーニングのための質問例

「ときに気分が高まり，ときに気分が沈み込むといった，気分の波がありますか？」

診断典型例

　双極Ⅱ型障害と診断するのに必要な三つの条件がある。第一に患者は、第3章で示した単極性大うつ病性障害の診断基準をきちんと満たす抑うつエピソードを体験していなくてはならない。第二に、少なくとも1回の明らかな軽躁病エピソードを体験していなくてはならない。第三に、完全な躁病エピソードを体験していてはならない（もし体験していれば双極Ⅱ型ではなく、双極Ⅰ型の診断となる）。

　"軽躁"という言葉は"躁ほどではない"ということを上手に言い表しているだけのものである。軽躁病エピソードはたしかに躁病エピソードほど重くはないが、気分の高揚、過剰な自信、次々と話される冗談、高まったエネルギー、侵入的な人間関係、睡眠と休息の欲求の低下といった同じ症状を呈する。気分の波は、その人にとっての普通の気分の上下とははっきりと違っている。この軽躁病エピソードが特徴的なのは、通常それ自体は、臨床的に著しい機能障害または苦痛を引き起こさない点である。

鑑別診断・除外すべき状態

- **大うつ病性障害／うつ病**：軽躁病エピソードの既往がない。
- **双極Ⅰ型障害**：少なくとも1回の明らかな躁病エピソードが存在している。
- **気分循環性障害**：軽躁から軽うつへの気分の波が、臨床的に著しい苦痛または機能障害を引き起こしており、しかも抑うつエピソードが一度も存在していない。
- **正常な気分の波**：本人は、少し気分が高い、少し気分が低いと感じるが、臨床的に著しい苦痛または機能の障害が生じてはいない。
- **他の医学的疾患による双極性障害**：例としては、脳梗塞や甲状腺機能亢進がある。
- **物質誘発性双極性障害**：軽躁病エピソードが抗うつ薬またはコカインで引き起こされる。

- **注意欠如・多動性障害／注意欠如・多動症（ADHD）**：ADHDは注意欠如，多動，および衝動性を示すという点で双極Ⅱ型障害と共通しているが，ADHDの発症は児童期早期にあり，その経過はエピソード的というより慢性であり，高揚した気分という特徴は存在していない。

診断のコツ

- **難しい診断**：単極性の大うつ病性障害／うつ病と双極Ⅰ型障害および双極Ⅱ型障害の境界は非常にあいまいであるために，すべての精神疾患で診断をつけるのがもっとも難しいものの一つである。診断は，患者がこれまでに軽躁病エピソードを体験したことがあるかどうかによって決まってくる。軽躁を同定するのは難しく，特に短いものが2，3回しか存在していなかったり，または薬物や治療薬の影響が臨床症状の一部として出ていたりしている場合は困難である。物質使用と処方された処方薬について常に尋ねるようにすべきである。
- **何が正常かを決める**：軽躁病エピソードはまた，正常な気分の問題と区別するのが難しい。特に，長く抑うつ状態にあった人の場合，抑うつが改善してきて正常な気分になってくると変な感じがするという。こうした人では，正常な状態を気分が高揚していると簡単に間違われやすくなる。
- **発症年齢の手がかり**：双極Ⅱ型障害はたいてい35歳より前に発症する。遅発性の発症の場合は常に，身体疾患または物質が症状を引き起こしている可能性について考慮する。
- **家族歴**：疑いを持ったときには，双極性障害の家族歴が，その患者の根底に双極Ⅱ型障害があると考える有用な手がかりになる。
- **ほかの手がかり**：単極性の大うつ病性障害／うつ病を持つ患者の急速交代は，双極Ⅱ型障害の存在を疑わせる手がかりになることがある。抗うつ薬に反応した焦燥またはイライラは，すぐに診断に結び付くわけではないが，注意して見守る必要があることを示

している。
- **一か八かのリスク・ベネフィット分析**：疑わしい境界領域にある症例の場合は，難しい診断を注意深くかつ正しく行うことが何よりも重要である。常に，何がより悪いかを決めるために，個別事例ごとのリスク・ベネフィット分析を行うようにする：つまり，双極II型障害を見落とすこと（そして，軽躁への転換，焦燥，もしくは急速交代へと促進するリスクのある，抗うつ薬だけで治療すること），または双極II型障害と誤診すること（そして，体重増加のリスクを引き起こし，糖尿病と心疾患のリスクを高め，また不必要な気分安定薬を処方すること）の分析を行う。それらは，正しい明確な答えのないきわめて困難な判断であることが多い。
- **先行する単極性抑うつ**：診断に疑問があると思うときには，単極性の大うつ病性障害／うつ病と診断すべきである。もし，ひとたび双極II型障害と診断されれば，患者はおそらく，抗精神病薬や気分安定薬を生涯飲み続けなくてはならなくなるだろう。本当に必要なときだけそのリスクをおかすべきである。双極性障害の診断は，軽躁がはっきりするか，繰り返されるか，または持続するか，を見るまで差し控えるべきである。
- **協働的に判断する**：患者と家族に単極または双極に分けることのリスクとベネフィットについて教育し，協働的に判断すべきである。
- **重症度**：双極II型障害は双極I型障害の軽いものだと考えてはいけない。はっきりとした躁病エピソードがない双極II型障害でも，うつエピソードは完全に破壊的になることがあるし，自殺のリスクが相対的に高くなることもある。
- **双極II型障害の過剰診断を避けること**：双極性障害の診断率は，DSM-IVで公式の診断となってから約2倍になった。このことは双極性障害の診断がうまくできるようになった反面，軽躁病エピソードが過剰診断されている傾向があることを示している（双極性障害の診断が少なすぎ，薬物療法が使われなさすぎであるという内容の，製薬会社の積極的すぎるマーケッティングによって促進された面もある）。

■ 301.13 気分循環性障害

スクリーニングのための質問例

「気分の波があって，気分が高くなったり低くなったりと変化していませんか？」

診断典型例

患者は，軽躁症状と抑うつ症状を繰り返しており，臨床的に著しい苦痛および機能障害を引き起こしているが，双極Ⅰ型もしくはⅡ型障害の基準を満たすほど重症になったことは一度もない。こうした人たちは，気まぐれで，移り気で，予測がつきづらい。気分が上がっているときに会うと，親友になる。会話は明るく元気が良い；ジョークが飛んでくる；そしてすぐに，翌週エキサイティングな休暇に出かけようと計画を立てる。落ち込んでいるときには，一人でいたいと思い，仕事にさえ行けなくなり，町を離れるエネルギーがわいてくるとは夢にも思えない。軽躁の明るい可能性は黒い雲の中に消え去り，以前には生い茂っていた草が，ごくわずかしかなくなってしまう。

鑑別診断・除外すべき状態

- **正常な気分の波**：気分の上がり下がりはあるが，臨床的に著しい苦痛または機能の障害が生じてはいない。
- **大うつ病性障害／うつ病**：抑うつエピソードが存在したことがあり，それによって気分循環性障害が除外される。
- **双極Ⅰ型障害**：少なくとも1回の躁病エピソードが存在したことがあり，それによって気分循環性障害が除外される。
- **双極Ⅱ型障害**：これもまた，少なくとも1回の大うつ病エピソードが存在したことがあり，それによって気分循環性障害が除外さ

れる。
- **他の医学的疾患による双極性障害**：たとえば，脳梗塞または甲状腺機能亢進によって気分の波が引き起こされる。
- **物質誘発性双極性障害**：気分変動が，たとえば抗うつ薬やコカインによって引き起こされている。

診断のコツ

- **正常な感情の強さ**：多くの人（特に創造的な人）は非常に情緒的な生活を送るが，それはその人の一部に過ぎず，精神障害の存在を裏付ける証拠とはならない。
- **波の大きさ**：気分循環性障害という診断は，著しい苦痛または機能の障害を引き起こしているがⅠ型またはⅡ型障害の基準を満たすほど重度ではない気分の波である。
- **物質使用**：多くの人は，物質の中毒と離脱にあわせてジェットコースターのように気分が浮き沈みする，または「興奮剤」と「鎮静剤」の間を行き来する。
- **遅発性**：遅発性の場合は，常に医学的疾患の可能性を考えるべきである。

■ 物質誘発性双極性障害

291.89 アルコール誘発性
292.84 他の物質誘発性（物質を示すこと）

スクリーニングのための質問例

「違法薬物の使用，アルコールまたはコーヒーの摂取，処方薬の服用，または違法薬物または処方薬の中止のために気分の波を何度も経験したことがありますか？」

診断典型例

治療薬またはその他の物質の摂取または中止によって気分の上下がしばしば生じる。

鑑別診断・除外すべき状態

- **他の医学的疾患による双極性障害**：気分の波が身体疾患から生じている。
- **原発性双極性障害**：気分の波が物質の使用に先行する，またはその後にもずっと持続している。

診断のコツ

- **非常に困難な診断**：物質が気分の波を引き起こしていると確定するのは特に困難なことがあるが，それは双極性障害を持つ患者の多くが自己処方として物質を使用しているからである。時期に関する次の項目が手がかりになる。
- **発症**：気分の波が物質使用の後に始まり，(理想的には) 物質を中止するとすぐにおさまる。
- **寛解**：気分の波は，その人が物質をやめ，適切な退薬期間が過ぎると消える。

■ 283.83 他の医学的疾患による双極性障害 (医学的疾患を示すこと)

スクリーニングのための質問例

「たとえば甲状腺機能亢進のような，医学的疾患に関係した気分の波を体験したことはありますか？」

診断典型例

気分の波が,医学的疾患の直接的な影響によって引き起こされている。

鑑別診断・除外すべき状態

- **物質誘発性双極性障害**:気分の波が,治療薬またはその他の物質による。
- **原発性双極性障害**:気分の波が医学的な疾病に先行する,またはそのあとにもずっと持続している。

診断のコツ

- **もう一つの困難な診断**:医学的疾患が直接に気分の波を引き起こしていると確定することは非常に難しい。以下の要素は,直接の因果関係の存在を支持する。
- **発症**:気分の波が,医学的疾患の発症と同時か,またはそのすぐ後に始まっている。
- **関連性**:気分の波の重症度と医学的疾患の重症度との間に密接な関係性が存在している(例 甲状腺機能亢進症の甲状腺ホルモン値の上昇に伴って症状が悪化する)。
- **寛解**:症状は,医学的疾患の治療が成功すると改善する。
- **典型的であること**:医学文献からも,問題となる医学的疾患が双極性障害の症状を引き起こすことが知られていること。

■ 296.80　特定不能の双極性障害

　双極性障害は存在しているが，双極Ⅰ型，双極Ⅱ型，または気分循環性障害が存在しているかどうか，もしくは物質誘発性かまたは一般医学的疾患によって引き起こされているかどうか特定できないときに，特定不能の双極性障害を使う。

■ 296.90　特定不能の気分障害

　気分障害は存在しているが，単極性か双極性かどうか，もしくは物質誘発性かまたは一般医学的疾患によって引き起こされているかどうか特定できないときに，特定不能の気分障害（ICD-9-CMの特定不能の気分障害）を使う。第3章のおわりの「DSM-5を読み解く上での注意」欄を参照のこと。

第5章
Anxiety Disorders

不安障害／不安症群

本章の構成

- パニック障害／パニック症（Panic Disorder）
- 広場恐怖症（Agoraphobia）
- 社交不安障害／社交不安症（社交恐怖）
  (Social Anxiety Disorder〈Social Phobia〉)
- 限局性恐怖症（Specific Phobia）
- 全般性不安障害／全般不安症（Generalized Anxiety Disorder）
- DSM-5を読み解く上での注意：全般性不安障害／全般不安症の過剰診断
- 他の医学的疾患による不安障害／不安症（医学的疾患を示すこと）
  (Anxiety Disorder Due to Another Medical Condition
  〈Indicate the Medical Condition〉)
- 物質誘発性不安障害／不安症
  (Substance-Induced Anxiety Disorder)
- 特定不能の不安障害／不安症（Unspecified Anxiety Disorder）

■ パニック障害／パニック症

300.21　広場恐怖症を伴うパニック障害／パニック症
300.01　広場恐怖症を伴わないパニック障害／パニック症

79

スクリーニングのための質問例

「あなたはかつてパニック発作を起こしたことがありますか？」

診断典型例

パニック障害／パニック症では，檻の中に虎がいないにもかかわらず，あたかも一緒にいるかのように感じる。患者は，一見何の理由もなく，突然，空気窒息感，鼓動の速まり，めまい，手のふるえ，発汗，指先やつま先をピンや針でつつかれたような異様な感覚，手足のこわばりが起こり，そのために危険だと考えてひどい恐怖を経験する。そして，これらすべては，間もなくさらにひどい破局的な何かが起きることの予兆であり，おそらく失神したり吐いたり，心臓発作になったり，発狂したり，または死んでしまったりすると，考える。世界は時折，非現実的なものに感じられ，患者は，自分が自分でないような異様な感覚をいだく。

パニック発作は短く，始まったときと同じように突然終わる。最初の発作では，環境誘因との関連を予想できないが，時間の経過とともに，以前に発作が起きた状況が条件付けられた手がかり刺激になって，（少なくとも何回か）新しい発作を引き起こすようになる。その後，患者はしばしば，これらの状況を避けるようになり，それが積み重なると，最終的に広場恐怖が形成されることになる。簡単に逃げられない場所，もしくは特別に困惑することになるような場所は，もっとも避けがちとなる。

鑑別診断・除外すべき状態

- **実生活上の危険にさらされたことによるパニック**：戦争や車の事故，レイプといった出来事はパニック症状を誘発しうる。
- **時折起こる正常範囲内のパニック**：これらは臨床的に著しくない可能性がある。

- **不安障害／物質誘発性不安症**：たとえば，コカインの使用や過剰なコーヒー摂取はパニック症状を誘発することがある。
- **他の医学的疾患による不安障害**：甲状腺機能亢進症や褐色細胞腫を含む医学的疾患等。
- **限局性恐怖症**：予想できる特定のきっかけ（例 蛇，高所，注射）が契機となる。
- **社交不安障害／社交不安症（社交恐怖）**：社交状況への曝露によって，予期したとおりに生じる。
- **強迫性障害／強迫症**：たとえば，強迫性障害／強迫症の患者は，不潔なものに曝露されたとき，汚染物に対するパニックを経験することがある。
- **心的外傷後ストレス障害もしくは急性ストレス障害**：恐ろしい出来事を思い出すことによって，パニック症状が誘発されることがある。
- **分離不安障害／分離不安症**：世話をしてくれる人からの分離がきっかけでおこる。
- **精神病性障害**：パニック症状が，妄想や幻覚に反応して起こる。

診断のコツ

- **実際の危険**：著しい脅威（例 銃口をつきつけられること）に反応しておこるパニック発作は少なくとも病的ではなく，精神疾患とは診断しない。
- **健常人のパニック発作**：健常人の約10%が，臨床的に著しくない単発性のパニック発作を時折経験しているが，これはパニック障害と診断されるべきではない。
- **時間**：多くのパニック発作は，極端に短く，1時間以内でおさまる。何人かの人では，発作の間に不安のエピソードがみられるが，本格的な恐怖はあまり長い間，持続しない。
- **過換気**：多くの身体症状は，不安に伴う過呼吸により起こり，その結果として，過剰な二酸化炭素を吐き出してしまう。初診時に

診断目的で、患者に数分間、自発的に過換気を行わせて、パニック発作の身体症状を起こさせることがしばしばある。この試みは、身体症状がささいな原因によって起きているということを示すのに有用で、根本的に悪い何かが身体に起きているという患者の恐怖を和らげることができる。またこうした試みによって、それまで恐怖と無力感を引き起こしていた症状を乗り越えコントロールしたという感覚が生じる。呼吸法の再訓練もまた、初回診断のための診察の一部として行うことができる。初回の来院時に多くのものを得ることができれば、次回も受診する可能性が非常に高くなる。

- **ストレス**：パニック症状は、しばしば、生活上のストレスと心理的葛藤がある中で引き起こされ、悪化する。患者を知ることは、症状を知ることと同じぐらい重要である。
- **二次障害**：パニック発作は、しばしば、発作そのものよりもはるかに悪い反応を引き起こす。それは特に、広場恐怖症、社会的な引きこもり、全般的不安症状、および意欲の喪失などである。タイミングの良い効果的な診断と治療がきわめて重要になる。
- **物質による中毒や離脱**：原因または増悪因子として、アルコールまたは他の物質による中毒または離脱、もしくは処方薬の離脱（特に抗うつ薬および抗不安薬）を考える。カフェインを断つことが役に立つことがある。
- **遅発性**：きわめてまれであり、医学的疾患の有無を評価すべきである。
- **不必要な検査や治療を行わないための良質な診断の重要性**：パニック障害を有する患者は、過換気が身体症状を起こしていると認識するまで、医師のもとや救急外来を数多く訪れる。いかに多くのパニック障害が見逃され、その結果として、不必要な検査と無関係な治療が行われているかということに驚く。
- **広場恐怖症の予防**：パニック障害への効果的な対応は、広場恐怖症の進行を防ぐことかもしれない。広場恐怖症は、治療することよりも予防することの方がはるかに簡単である。

■ 300.22 広場恐怖症

スクリーニングのための質問例

「あなたは，行うのが怖いと感じることや行くのが怖いと感じる場所がたくさんありますか？」

診断典型例

ある女性は，バスに乗っているときに，思いがけず突然起こったパニック発作から広場恐怖症を発症し，バスに乗ることをやめてしまった。その後，きっかけなく起こるパニック発作が次第に増えて，最初は2〜3週ごと，続いて毎週，最終的には2〜3日ごとに起こるようになった。保護者向けの学校行事に参加することは，取り乱して恥ずかしい思いをする危険をおかすことでもあった。彼女は高速道路を運転中にかたまってしまうことを恐れて，運転もやめてしまった。その後，食料品店での発作のために買い物ができなくなり，程なくして，恐怖感のために，一人で出かけることができなくなった。彼女は，パニック発作に襲われて恥ずかしい思いをしたときにその場から逃げ出せないといけない，または助けを呼ぶことができないといけないと思い，列に並ぶこと，または人混みの中にいるということを考えることさえ耐えられなくなった。映画館はまったくだめだった――あまりにも暗く，混んでいるからである。もし中央の席でパニック発作が起きれば，どのようにして逃げればいいのか？　飛行機は問題外である。彼女の世界は，徐々に家の中の小さな安全な居場所へと縮小し，さらにその場所にいても，一人でなくてはならないときには，落ち着かない気持ちになるようになってきていた。

広場恐怖症は，恐怖となる状況を完全に避けるか，極度の恐怖感に耐えるか，または信頼できる「恐怖症パートナー」とだけ足を踏

み入れることができるかのいずれかである。回避はすぐに，生活のあらゆる側面の中心テーマとなる。この疾患を持つ人たちは，ほとんど一人でいられるような場所に監禁されたようになる。初診につながるような危機的状況が訪れるのは，恐怖症パートナーが圧倒されたと感じて，耐えられなくなり，離れようとする時が多い。

鑑別診断・除外すべき状態

- **社交不安障害／社交不安症（社交恐怖）**：特定の社交的な状況のみを避ける。
- **限局性恐怖症**：特定の対象や状況のみを避ける。
- **心的外傷後ストレス障害もしくは急性ストレス障害**：外傷的な出来事を想起させるものを避ける。
- **分離不安障害／分離不安症**：回避に向かわせる恐怖は，親または養育者からの分離と関連している。
- **強迫性障害／強迫症**：回避は，強迫的儀式のきっかけとなるものに焦点付けられている。たとえば，強迫的な手洗いは不潔なものを回避している。
- **大うつ病性障害／うつ病**：回避は，恐怖というよりむしろ興味，喜び，および気力の喪失によって引き起こされる。
- **精神病性障害**：回避に向かわせる恐怖は妄想的である。
- **物質依存**：中毒と意欲の欠如が家に縛り付ける。
- **詐病**：回避は，恐怖症パートナーをつなぎ止めるための操作である。

診断のコツ

- **広場恐怖症の予防**：上述のように，パニック障害／パニック症への効果的な対応は，広場恐怖症の進展を防ぐことかもしれない。繰り返しになるが，広場恐怖症は治療するより予防することの方がはるかに容易である。

- **患者が初診につながるまで**：患者はおそらく，少なくとも他の多くの恐怖状況と同じぐらい，精神科で面接評価を受けることをひどく怖がっているだろう。そのため，付き添いを同席させれば，患者は初診予約にきちんと顔を出すであろう。初診時の主要な目標（実際上，唯一の目標）は，恐怖を和らげ，治療者が助けになることを示し，それによって患者が安心して，2回目の受診をしようという気持ちを持つことにある。
- **困惑**：すべての精神医学上の問題の中で，広場恐怖症は，患者をもっとも困惑させるものの一つである。彼らは，典型的には，回避の内容を隠したり最小化したりする。治療者は患者に，これまでに何度ももっと大変な話を聞いたことがあり，症状は十分理解可能であり，治療可能でもあることを知らせる必要がある。
- **恐怖症パートナー**：通常，そのようにしなければ回避しているような非常に危険な場所でも安心感を抱かせる人がいる。もっとも一般的なのは，配偶者，親，または子どもであり，時に，友達または親戚，この役割を共有している何人かの人たちである。患者は一人ではどこにも出かけられないかもしれないが，安全な人と一緒であれば，どこかにでも出かけられる可能性がある。恐怖症パートナーは，おそらく待合室に座っているだろう。彼らを診察室に招き入れて，評価と治療を統合する役割を担ってもらうようにする。
- **心理教育の力**：広場恐怖症を有する患者は，自分が特に無力で，依存的で，自分ではどうすることもできないと感じている。心理教育によって，克服できるという希望が与えられ，孤立感と誤解されているという思いが和らぐ。それによって，恐怖症パートナーもまた，バランスのとれた見方ができるようになる。
- **パニック発作との関連**：広場恐怖症はたいてい，繰り返すパニック発作の結果として起こる二次的な合併症である。患者と一緒にこの関係を明らかにしていくことは，しばしば治療の突破口となり，診断と治療の両面での最初の一歩となる。
- **他の引き金**：回避パターンに火をつけるような本格的なパニック

発作は誰も望んでいない。特に高齢の患者では，公共の場所でめまいを起こす，または失神するという恐怖のために，安全な場所が次第に狭まってくる。
- **社交不安障害／社交不安症（社交恐怖）および限局性恐怖症**：これらはときに，より重篤かつ全般的になり，次第に回避する場所が増え，徐々に広場恐怖症へと発展する。
- **物質使用**：広場恐怖症怖と物質乱用は密接に結びついている。自己治療としての物質使用は，収拾がつかない事態を招き，物質依存へとつながっていく。抗不安薬は，頻繁に処方されすぎていると，嗜癖を引き起こす可能性がある。悪循環がおこって，不安が物質依存を招き，物質からの離脱が不安を引き起こす。そして，さらなる物質使用へとつながっていく。
- **経過**：治療介入が成功しない限り，条件付けられた恐怖は徐々に拡大していく傾向にある。患者はますます狭い世界に閉じこもっていく。患者によっては，完全に家に引きこもるようになるし，家に一人でいることに耐えられなくなることさえある。

■ 300.23 社交不安障害／社交不安症（社交恐怖）

スクリーニングのための質問例

「あなたは，何か馬鹿なことをするのではないか，または愚かに見えるのではないかと恐れるあまり，社交状況を回避することが頻繁にありますか？」

診断典型例

彼女は，自身が社会的に不適格であると感じているため，人と一緒にいることをひどく恐れる。自分が何かばかなことをしたり言ったりするのではないか，もしくは服装または髪型が場にそぐわない

のではないかと，いつも恐れている。しかも彼女は，外部からの他者からのもっとも強い批判をはるかに超えるほど強く自分自身を拒絶し，辱めを与えてしまう。自分の行動すべてを厳しく判断し，または自分でワインをこぼすこと，またはダンス・フロアで何か馬鹿なことをしでかしてしまうことを恐れていた。このように痛々しいほどに人の目を気にするために，本人は極度に自己批判的になり，外部の観察者とはおそらくまったく違う形で細部あるいは欠点に注意を向けるようになってしまう。

　社交不安障害／社交不安症（社交恐怖）で恐怖を感じる典型的な社交状況には，見知らぬ人と話す；デートまたはパーティに出かける；食べている，飲んでいる，またはトイレに行くのを見られる；共同プロジェクトで他の人と働く；もしくはスピーチをする，といったものがある。これらの活動は，完全に回避されているか，または強い恐怖に耐えながら行われている。

鑑別診断・除外すべき状態

- **正常範囲内の内気**：調査によれば，この人々が死の次にもっとも怖がっているのは，知り合いが一人もいないパーティに出かけて行くことであるという。
- **広場恐怖症**：回避は全般化していて，社交状況に制限されない。
- **限局性恐怖症**：特定の対象，または社交状況以外の状況が回避されている。
- **心的外傷後ストレス障害もしくは急性ストレス障害**：患者は心的外傷の出来事の想起を避ける。
- **分離不安障害／分離不安症**：回避は，親または養育者からの分離に対する恐怖と関連する。
- **強迫性障害／強迫症**：強迫的儀式の引き金となる状況を回避する。
- **自閉症スペクトラム障害／自閉スペクトラム症，もしくは統合失調型またはスキゾイド／シゾイドパーソナリティ障害**：これらの患者は他者への興味が欠けている。

- **回避性パーソナリティ障害**：社交の回避は，発達早期に起こり，長く続き，かつ広範な行動のパターンとなっている。
- **大うつ病性障害／うつ病**：興味，喜び，およびエネルギーの喪失が，社交状況からの退却を引き起こしている。
- **精神病性障害**：回避に向かわせる恐怖は妄想的である。
- **物質依存**：物質中毒および意欲の欠如が社交面の回避を引き起こしている。
- **医学的疾患**：患者は身体疾患に伴って生じる変化によるきまり悪さを回避する（例がん患者の禿頭症，パーキンソン病患者の振戦）。

診断のコツ

- **正常範囲内の内気**：内気で困惑しやすく，侮辱されることを怖がるのはまったく正常であり，受け入れられるものである。これは当人の存在の一部である。
- **臨床的に著しい所見がある**：正常な社交恐怖と社交不安障害／社交不安症（社交恐怖）の間に明確な境界線はない。精神疾患と診断する際には，症状が，相当な苦痛を感じるほど，もしくは生活に重大な支障が生じるほどに，重篤でなくてはならない。
- **文化的要因**：日本での適切な慎み深さは，米国では社会的な回避と考えられるかもしれない。また，米国での正常な外向性は，日本では軽率でマナーが悪いと考えられるかもしれない。診察医の文化においてではなく，対象となる人の文化の中で比較するようにする。
- **性**：多くの文化で，女性は内気の方がよいとされている（少なくともよくないと言われることはあまりない）。これを精神疾患と混同してはならない。
- **単一の症状**：恐怖を感じる社交状況がただ一つという者もいる。もっとも一般的なものは人前で話す恐怖であるが，回避は，公共の場で行われる他のこと（例食べること，トイレへ行くこと）に及ぶことがある。通常，機能の障害は臨床的に著しくはならず，

人はただ働くことだけはできている。しかし，それは時折，仕事のキャリアを脅かすほどになることがある。たとえば，教師が授業を教えられなくなったり，ビジネスマンが必要な昼の会食に出られなくなったりする。
- **全般性不安障害／全般不安症**：人によっては，回避が全般化して，大半の，もしくはすべての社会的接触にまでおよぶ。早期発症の場合は，回避性パーソナリティ障害との区別が難しい。
- **併存する抑うつ障害**：社交不安障害／社交不安症（社交恐怖）を持つ多くの人はまた，二次的に意欲を失う，もしくは抑うつ的になる。
- **物質使用**：社交不安障害／社交不安症（社交恐怖）と物質乱用は，密接に結びついている。アルコールは，社会的な制止を解消するのに役立つ社交上の潤滑油である。しかし，自己治療としての物質使用は収拾がつかない事態を招き，物質依存につながっていく。（処方されることが多すぎる）抗不安薬は，それ自体，依存的になることが非常に多い。広場恐怖症は，悪循環を引き起こす。不安が物質依存を招き，物質からの離脱が不安を引き起こし，さらなる物質使用につながる。

■ 300.29　限局性恐怖症

スクリーニングのための質問例

「あなたは，飛行機，高所，閉所，動物，血を見ること，注射を受けることなどの特定の場面で，問題になるような特別な恐怖を感じますか？」

診断典型例

限局性恐怖症の患者は，特定の対象物（犬，蜘蛛，または蛇など）または特定の状況（高所にいることやエレベータや飛行機に乗ること，または注射を受けることなど）に対して，長く続く不合理な恐怖を抱く。彼らは恐れるものを避けているか，強い不安と不本意さをもって耐えている。

鑑別診断・除外すべき状態

- **正常な生活の一部であり，大きな問題を引き起こさない程度の恐怖。**
- **社交不安障害／社交不安症（社交恐怖）**：一つまたはそれ以上の社交状況に対する恐怖である。
- **広場恐怖症**：多くの状況に対する恐怖である。
- **心的外傷後ストレス障害もしくは急性ストレス障害**：以前経験した恐ろしい出来事に似た出来事を恐れる。
- **分離不安障害／分離不安症**：養育者からの分離を恐れる。
- **強迫性障害／強迫症**：強迫的な浄化の儀式の引き金になる可能性のある状況を恐れる。

診断のコツ

- **過剰診断の回避**：不合理な恐怖を持つことは，通常の生活の上でもいくらでもある。進化の過程で，生まれつき自分にとって危険な事柄を恐れる神経回路が脳の中に組み込まれている。チンパンジーや子どもは，蛇に関する悪い経験を通じて学ぶ機会がまったくなかったとしても，蛇を恐れる。しかし，進化は完璧ではなく，時折，やや行き過ぎていることがある。
- **臨床的に著しいこと**：人は誰でも，少なくとも2〜3回，何かに対する恐怖がひどくなった経験を持っている。ほとんどの人は，

強い苦痛または機能の障害を示すことなくその経験を乗り越えていて，それは精神障害とは考えられない。ニューヨークに住んでいる人にとって，蛇恐怖症は，生活に何の影響も及ぼさないが，インドの農夫の場合だと，まったく違う話になる。特定の恐怖症は，恐怖と回避が重要な状況で起きていて，個人の生活の著しい妨げになるほどに重度で持続している場合にのみ診断されるべきである（例 窓を拭く人が高所を恐れる，医学生が血をみて失神する，トラックの運転手が橋を恐れる）。

- **割合**：疫学的調査によると，特定の恐怖症の罹患率は激増しているが，それは，この種の調査が臨床的な著しさを評価できないためである。特定の恐怖症は，臨床の現場ではごく稀にしかみられず，もっとも多いのが飛行機恐怖である。ほとんどの場合，そのような人は，恐怖に順応できるように生活を適応させている傾向にある。

300.02 全般性不安障害／全般不安症

スクリーニングのための質問例

「あなたは多くの異なる物事に対していつも必要ないほど心配する"心配性の人"ですか？」

診断典型例

全般性不安障害／全般不安症の患者の心は，決して休まらない。生活の中での多くの典型的なチャレンジのすべてが，心配の種になる——家族，経済，健康，仕事，学校，交友関係，そして将来などなどである。このような心配に，他の認知機能症状（集中力低下，悪い状況に陥ること，決断困難），気分症状（イライラ，士気喪失），そして身体症状（吐き気，下痢，頭痛，発汗，震え，筋緊張，

そして不眠)が伴う。不安は強い苦痛を引き起こし,これらの人々の日々の生活に著しく有害な影響をもたらす。彼らは他の人に安心させてもらおうとし続けるが,本当に安心させてもらえたと感じることは決してない。

DSM-5を読み解く上での注意

全般性不安障害／全般不安症の過剰診断

筆者は,DSM-5の持続的で(全般性不安障害／全般不安症)の定義は,診断に必要な症候数とその持続期間のいずれにおいても,あまりにも緩いと考える。結果として,いわゆる「心配性」に過剰な診断がなされる可能性が高い。筆者はその代替として,本診断は,あくまでも当人の心配が広範な領域にまでわたり,いわゆる通常を凌駕し,機能の障害をもたらし,そして持続的で(少なくとも6カ月以上持続している),他の診断で説明がつかない場合に用いるべきであると考える。

鑑別診断・除外すべき状態

- **現実的な心配**:これらは診断を必要としない。
- **適応障害**:心配が誇張され機能を損なうものであるが,通常は一過性で,かつ特定の現実的なストレスと関係している。
- **パニック障害／パニック症**:心配は,パニック発作が起きることだけに焦点付けられている。
- **社交不安障害／社交不安症(社交不安)**:心配は,社交状況で困惑させられることだけに制限されている。
- **強迫性障害／強迫症**:心配は,強迫観念についてである(例汚染)。
- **分離不安障害／分離不安症**:心配は親または養育者からの別れについてである。
- **神経性無食欲症／神経性やせ症**:心配は,体重の増加に関してで

ある。
- **身体醜形障害／醜形恐怖症**：心配は，身体の外観の知覚された欠損についてである。
- **身体症状症**：心配は，身体の症状に焦点付けられている。
- **心的外傷後ストレス障害もしくは急性ストレス障害**：心配は，トラウマとなった出来事を想起させるものに焦点付けられている。
- **大うつ病性障害／うつ病**：心配が抑うつの文脈上にある。
- **精神病性障害**：心配への現実検討を伴わない妄想である。
- **物質誘発性不安障害／不安症**：不安は，物質の中毒（例 カフェイン，精神刺激薬）または物質からの離脱（例 アルコール，ザナックス，プロザック）により起こる。
- **他の医学的疾患による不安障害／不安症**：たとえば，不安が甲状腺機能亢進症によって引き起こされているもの。

診断のコツ

- **正常な心配**：不安や心配することは生来のものであり，危機的状況にある人間においては適応の一部であることが多い。
- **過剰診断を避けること**：精神疾患は不安や心配することが，非現実的で，極端で，持続的で，非適応的で，生活を妨げ，かつ機能の障害をもたらしているときにのみ診断される。前述の囲みを参照のこと。
- **物質使用**：不安が処方薬の使用または離脱の副作用である可能性と，その他の物質の中毒または離脱により引き起こされる可能性を忘れないようにする。
- **医学的疾患**：医学的疾患（例 甲状腺機能亢進症，副腎腫瘍，うっ血性心不全）を常に念頭におくべきである。不安が遅発性に始まっている場合には，特にそうである。
- **特定の診断がつかないかをさらに検索する**：心配が他の状態によって引き起こされていないことを確認する。鑑別診断の長いリストに含まれる可能性のあるすべてを注意深く考察する。全般性

不安障害は，検討の最後にくる診断でなくてはならない。つまり，他のすべてが除外された後にのみ使える残遺診断である。

■ 293.84 他の医学的疾患による不安障害／不安症（医学的疾患を示すこと）

スクリーニングのための質問例

「あなたは，甲状腺機能亢進症のような医学的疾患に伴う不安症状を患ったことがありますか？」

診断典型例

患者が苦しんでいる不安またはパニック発作は，医学的疾患によって直接引き起こされている。

鑑別診断・除外すべき状態

- **不安を伴う適応障害**：まず，医学的疾患と不安症状は心理的な因果関係にあり，直接的な医学的疾患の結果によるものではない。たとえば，患者はがんと診断されたことによって不安になるが，がん自体がホルモンを分泌して不安を引き起こしてはいない。
- **物質誘発性不安障害／不安症**：不安が，処方薬の副作用または他の物質によるものである。
- **原発性不安障害／不安症**：不安は物質使用に先行して起こっている，または使用中止後も長期間持続している。

診断のコツ

- **困難な診断**：医学的疾患が直接不安を引き起こしているということを確証するのは困難な作業である。以下に挙げる要因は，直接的な因果関係を支持するものである。
- **発症**：不安症状が，医学的疾患の発症と同時に，もしくはすぐ後に始まっている。
- **関連**：不安症状の重症度と医学的疾患の重症度の間に密接な関係が存在している――たとえば，甲状腺機能亢進症における甲状腺機能レベルの上昇に伴って不安症状が悪化している。
- **寛解**：不安症状は，医学的疾患の治療が成功すると軽快していく。
- **典型的であること**：問題となっている医学的疾患が患者に不安症状を引き起こすことが知られているという臨床文献上のエビデンスが存在している。

■ 物質誘発性不安障害／不安症

291.89 アルコール誘発性
292.89 他の物質誘発性（物質を示すこと）

スクリーニングのための質問例

「あなたは違法薬物の使用，アルコールやコーヒーの摂取，処方薬の服用，または違法薬物もしくは処方薬からの離脱に関連した多くの不安症状を体験してきましたか？」

診断典型例

不安またはパニック発作は，しばしば物質または処方薬の摂取，もしくは，それらからの離脱の結果として生じる。

鑑別診断・除外すべき状態

- **医学的疾患に起因した不安障害／不安症**：不安は医学的疾患そのものによって起こっており，それを治療するために使用されている処方薬によるものではない。
- **原発性不安障害／不安症**：不安は物質使用に先行する，または使用後も長く持続する。
- **単純な中毒または離脱**：不安の重症度または期間が想定内である。

診断のコツ

- **困難な診断**：物質が不安を引き起こしているということを確証することは，不安を抱いている非常に多くの人が自己治療として物質を使うために，特に困難な作業になる。以下に挙げる時間的な要因から手がかりを得ることができる。
- **発症**：不安症状が物質使用後に始まっており，(理想的には) 物質の使用を中止するとすみやかに軽快する。
- **寛解**：不安は，患者が物質の使用を中止し，一定の離脱期間が終了すれば，消失する。

■ 300.00 特定不能の不安障害／不安症

　不安障害／不安症が存在しているものの，どの疾患にもっともよくあてはまるのかを明らかにするだけの十分な情報が得られないときには，特定不能の不安障害／不安症という診断を用いる。物質または医学的疾患の強い影響があると決めるまでに時間と数回の来院が必要になることが多い。このカテゴリーはまた，上記のどの特定のカテゴリーにも似ていないが，なお臨床的に著しい苦痛または機能障害を引き起こしている不安症状にも用いられる。

第6章
Obsessive–Compulsive and Related Disorders

強迫性障害／強迫症および関連障害／関連症群

本章の構成

- 強迫性障害／強迫症（Obsessive–Compulsive Disorder）
- 身体醜形障害／醜形恐怖症（Body Dysmorphic Disorder）
- ためこみ症（Hoarding Disorder）
- チック障害／チック症（Tic Disorders）
- 抜毛症（Hair-Pulling Disorder〈Trichotillomania〉）
- 物質誘発性強迫性障害／強迫症または関連障害／関連症
  （Substance-Induced Obsessive–Compulsive and Related Disorder）
- 他の医学的疾患による強迫性障害／強迫症または関連障害／関連症
  （医学的疾患を示すこと）
  （Obsessive–Compulsive or Related Disorder Due to Another Medical Condition〈Indicate the Medical Condition〉）
- 特定不能の強迫性障害／強迫症または関連障害／関連症
  （Unspecified Obsessive–Compulsive or Related Disorder）

■ 303.3　強迫性障害／強迫症

スクリーニングのための質問例

強迫観念に対して ── 「あなたはこれまでに頭から取り除くことができない変な考えにさいなまれたことがありますか？」

強迫行為に対して ── 「止めることができず，何度も何度も繰り返してしまう儀式がありますか？」

診断典型例

　患者は「強迫観念」(不安を伴う侵入的な思考とイメージ)と「強迫行為」(強迫観念を中和させるための反復的な行動や思考)の両方を有している。典型的な強迫観念は反復的で，しつこくて，いらだたせる，耐え難い思考である。「周りはすべて危険な菌だらけで，私はそれらによって汚染されてしまう」。当人は自分の菌に対するとらわれは，すべての合理的な危険性をはるかに超えているということを分かっているが，強迫観念が当人の生活を支配してしまい，もはや論理的な修正や認知のコントロールを素直に受け入れることができない状態になっている。強迫観念の苦痛を和らげる唯一の方法は，中和させている強迫行為に何度も何度も立ち向かうことである。

　各人は，自分にとってもっともうまく働く特定の儀式を発見し，それが深く染み込み，絶えず繰り返すようになる。通常，強迫行為は固定化されたルールで行われる（例 右手を正確に10回ゴシゴシ洗い，次に左手を10回，次に右手を10回の手順を100回繰り返す，そして特定の石鹸で洗い，特定の流しで，特定のタオルを使うなど）。もしすべての儀式が正確に終わらなければ，最初から繰り返さなければいけない。これはしばしば経過とともに次第に入念に行われるようになり，結果として一日の多くの時間がそれに費やされる。

汚染恐怖に追い詰められて，ある人は手洗いを反復し，別の人は長時間シャワーを浴び，さらに別の人は手指消毒剤を絶えず使用し，また別の人はトイレを反復的に磨くようになる。認知的な強迫行為を行う人もいる——たとえば「きれい」という言葉を絶えず考え続けて，それを1000回反復して書き出す，もしくは神への祈りを何度も唱える，または1000まで数えた後1000から数え戻す。それぞれの人が一連の個人的儀式を創り出すが，それは汚れから本当に保護するものではなく，汚染されることに対する不安をなんとか軽減させてくれるものでしかない。

　特定の強迫観念は，強迫行為とセットになっている傾向がある。車道から外れてバックした時に子どもを轢いてしまうという強迫観念のイメージは，車道に引き返してアスファルトに血が付いていないかを10回確かめるという儀式と結び付く。静かに寝ている自分の赤ちゃんを窒息死させてしまういう反復的な衝動に対して，赤ちゃんが死んでいないかを確かめるために夜中に1時間ごとにアラームをかけるという行為が組み合わされる。物事がコントロールできないという強迫観念は，しなければいけないことのリスト，すべての予定一覧表，すべての知り合いの誕生日や好きな食べ物のリストなどを並べ，完璧な無限のリストを作成することと組み合わされる。強迫観念と強迫行為はある種のせめぎ合いで固定されている。強迫観念とそれに伴う不安が強くて持続的であればあるほど，中和させる強迫行為も強く持続的でなければいけない。このパターンはその人を動揺させ，無秩序な時間や労力を浪費させ，他の生活を妨げる（上の記述がいかに長いかに気づいてほしい——不完全であることに対する強迫的な恐怖を中和しようとして細かく記述する強迫行為の例である）。

鑑別診断・除外すべき状態

- **正常範囲の日常生活での強迫観念と儀式**：ある程度は誰でもある。

反復性の侵入的な思考によって特徴付けられる他の状態
- **大うつ病性障害／うつ病**：大うつ病性障害／うつ病のとらわれ。
- **身体醜形障害／醜形恐怖症**：体の一部がおそろしく醜いという侵入的な思考。
- **全般性不安障害／全般不安症**：毎日の物事に対して過剰だが現実的な不安。
- **心的外傷後ストレス障害または急性ストレス障害**：悲惨な出来事に対する反復的な記憶。
- **神経性無食欲症／神経性やせ症**：太ることに対するとらわれ。
- **物質依存**：薬物やアルコールへの侵入的な欲求と思考。
- **パラフィリア障害**：侵入的な性的な思考。
- **妄想性障害**：強迫観念が妄想に変わったもの（例「私は汚染のせいで死ぬ。そして私はそれを止めることができない」）。
- **統合失調型パーソナリティ障害**：奇妙な風変わりな考えだが、外部から駆り立てられ、侵入される体験はない。
- **身体症状症**：重大な病気に罹患しているという侵入的な不安。自分でコントロールすることができない反復的な行動によって特徴付けられる他の状態。
- **抜毛症**：髪を抜きたいという反復性の欲求。
- **チック障害**：反復性のステレオタイプの動きまたは発声。
- **物質依存**：有害な作用があるにもかかわらず物質使用に対する反復性の欲求。
- **神経性大食症／神経性過食症**：反復性の過食と嘔吐。
- **ためこみ症**：強迫的な収集癖。
- **自閉症スペクトラム障害／自閉スペクトラム症**：ステレオタイプの儀式。
- **統合失調症**：奇異で解体した行動。

- **強迫性パーソナリティ障害**：頑な完璧主義的行動であるが，真の強迫観念や強迫行為ではない。

診断のコツ

- **しばしば生活の一部として適応している強迫観念と儀式**：強迫観念と強迫行為が無害で分別があって，文化的，宗教的な慣習の一部であるならば，強迫性障害／強迫症と診断してはならない。玄関の鍵が閉まっているかということや，オーブンが切ってあるかということを確かめるために2回もしくは3回確かめることは，理に叶っている（無害である）かもしれない。一日に2時間お祈りすることは，その人の宗教的な環境の中で期待されていることであれば，症状というより宗教的な慣習であり，それが強迫観念に対する個人的でかつ特異的な反応である時のみ症状と見なされる。
- **侵入的な思考；強迫観念もしくは認知の強迫行為？**：それは，それらがどのように機能しているかによる。反復性の望んでいない思考は，それが不安を伴っていれば強迫観念と分類され，不安を下げるものであれば強迫行為と分類される。それらを区別することは，それぞれ異なる意味を持つので重要である。暴露療法による治療では，強迫行為は強迫観念よりもはるかに治療が簡単である。
- **洞察の程度**：強迫性障害／強迫症の患者には洞察力がある人もいるが，それが乏しい人やまったくない人もいる。洞察力があるということは，患者が侵入的な不安を惹起する考えやそれを中和するために必要な儀式を止めることができることを意味するわけではなく，当人らはそれが理に叶っておらず，すべてが自我違和的であると感じているというだけのことである。たとえば，汚染への強迫観念は完全にばかげているが，手洗い行為が不安を落ち着かせるので，手を洗い続けているのである。別の人は，強い不安より手が痛い方がましなので（たとえ汚染をそれほどまでに心配し，常に手を洗うことは自己破滅的でばかげていると分かっていても），赤く皮が剥け自分の手が痛くなるまで手を洗い続けるの

である。患者は，まったく無意味だとわかっているにもかかわらず，行動を止められずにコントロールができないのである。これが「洞察力がある」という意味である。これの反対の端を「洞察力がない」という。これらの患者は大いなる確信を持って，多くの科学論文をもとに危険な菌が環境の中で至るところに潜んでいると主張する。彼らは自分と同じように心配していない相手に対しては気が狂っていると主張し，皮の剥けた手を持つことで体に危険な菌を持つことから逃れられていると確信している。「乏しい洞察力」は「洞察力がある」と「洞察力がない」の間に位置しており，臨床的な状態や状況やストレス，治療に反応して変動する。洞察力を調べるのに役に立つ質問に以下のようなものがある。「これらすべてのことが理に叶っており，苦痛を伴ってもその価値があるとどのくらい確信していますか？　100％ですか？　50％ですか？　25％ですか？　まったく確信していませんか？　もしできるなら手洗いを止めていただくことはできますか？」。

- **妄想性障害との関連**：洞察力の欠如がとても深刻で，侵入的な思考がとても奇妙であるために，患者は重症の強迫観念と妄想性障害の不明瞭な境界に接近し，時にはそれを超えたりする（例 祈らないと子どもを殺してしまうという強迫観念を取り除くために毎日20時間祈っている男性）。妄想的な強迫性障害／強迫症は認知行動療法に加えて薬物治療が必要である。

- **統合失調型パーソナリティ障害との関連**：約5％の強迫性障害／強迫症の患者は統合失調型パーソナリティ障害が先行して存在している。彼らは「洞察力がない」もしくは妄想型の強迫性障害／強迫症になりやすく，治療も困難である。

- **強迫性パーソナリティ障害との関連**：強迫性障害／強迫症と強迫性パーソナリティ障害は診断名を共有しており，時々同時に起こり，両方見られるときは両方が診断されることがある。しかしこれらの疾患は基本的には別個のものである。ほとんどの強迫性障害／強迫症の人は強迫性パーソナリティ障害を持たず，また逆も同じである。

- **当惑**：患者は，特に洞察力のある人の場合，強迫観念の強さと奇妙さを抑えこもうとしたり最小限にしようとしたりする——特にそれらが性的なもの（「お前は売春婦だ」），暴力的なもの（「お前の赤ちゃんを殺せ」），冒涜的なもの（「神の野郎め」）だとそうなる。

300.7　身体醜形障害／醜形恐怖症

スクリーニングのための質問例

「あなたは自分の外見に満足できていてますか？」

診断典型例

　身体醜形障害／醜形恐怖症の人たちは，自分の外見に関する現実のまたは想像上の欠点に対して強すぎる心配を持つ（例「私の鼻は大きすぎる」，「私の胸は小さすぎる」，「私の腹筋はたるんでいてしまりがなさすぎる」）。当人らは鏡の前で何時間も過ごすか，鏡に近づくのを避けるためにできる限りのことをするかもしれない。想像上の誇張された欠陥はどんどん顕著になり，生活上のあらゆる決断を支配するようになって，社会的な関係や仕事が次第に縮小していくことになる。最初は，他の人が自分の「おぞましい」見た目をどう感じるかという考えに耐えることができず，パーティやデートをあきらめる。そして彼らは同僚の想像上のちら見や気取った笑いに耐えられなくなり仕事をやめてしまう。極端な場合には，自分の家に閉じこもるようになり，真夜中にゆるいトレンチコートを着て，サングラスをし，顔を隠す広いつばのある帽子で変装しないと外出できなくなったりする。

鑑別診断・除外すべき状態

- **正常範囲の見た目の不満足**：これらは誰にでもある。
- **神経性無食欲症／神経性やせ症**：関心事は太っていると感じることに限定される。
- **性別違和**：自分の体が自分の性と調和しないと感じることに関心事が限定されている。
- **社交不安障害／社交不安症（社会恐怖）**：社交状況の回避は，身体的な外見についての恥じらいだけに集中していない。
- **大うつ病性障害／うつ病**：自分に対しての不満は，身体的な欠陥だけに集中していない。
- **妄想性障害**：身体へのとらわれは奇妙であり，妄想性の強さをもち，重度の機能の障害を生み出している。

診断のコツ

- **正常範囲の自己嫌悪**：本当のところは，自分の外見に完全に満足しているのは正常ではない。人の常として，鏡で何か悪いものを見つけ，簡単に治せたらと望む。
- **臨床的に著しい機能障害**：これはさまざまな形を取りうる。欠点を確認するのにかなりの時間を使い，それを隠すために必死に努力し，修正するための整形手術でむなしい努力をし，そして／または社会的な仕事上の必要な活動も避けるようになる。
- **再保証**：あるとしても少しだけの一時的な安心をもたらす。
- **どの欠点か？**：人々は顔の見た目における現実のもしくは想像上の欠点をもっとも意識するが，他の体の部分，特に二次性徴の特徴に関連する部分が焦点になるかもしれない。
- **洞察力のレベル**：強迫性障害／強迫症と同様に，身体醜形障害／醜形恐怖症の患者は洞察力がある人もいるし，少しの人もいるし，ない人もいる。洞察力のために極端な自己嫌悪から逃れられることも，逃れられないこともある。しかし，洞察力があると，

完全に社会的に引きこもり、かつ整形手術で顔を傷つけるというリスクを低下させる。
- **身体的な妄想との関連**：関心事は時間とともに徐々に強くなり、固定し、奇妙になり、悲惨な結果を招くことがある。「洞察力がない」と「身体的な妄想」の境界は不明瞭であり、評価者が異なれば、異なった判断になりうる。
- **美容整形手術**：当人は美容整形を繰り返し、外見への悪影響を累積させるかもしれない。批判的な自省、とらわれ、隠ぺいすること、回避、そして追加の整形手術のための、新しくより良い標的を用意することによって、状況はさらに悪化する。
- **医療過誤訴訟**：身体醜形障害／醜形恐怖症の人は形成外科医のもっともひどい悪夢になる。内的に掻き立てられた不満が外的な修正によって収めるられることはほとんどないが、自分自身の問題に対する洞察力がしばしば欠如している。その代わり、彼らは外科医の技術が欠けていると責める。
- **困惑**：患者はしばしば、自分が困惑していることにものすごく困惑している。情報提供者が役に立つ。

■ 300.3　ためこみ症

スクリーニングのための質問例

「あなたは何かを捨てることができないと思いますか？」

診断典型例

ためこみ症の人はたとえ完全に役に立たないものであっても物を手離すことができない。家は古い新聞、プラスチックの牛乳パック、破れた洋服、壊れた電化製品、3年生の時のキャッチャー・ミット、3冊シリーズの世界百科事典、四つの壊れた自転車、何千

ものビデオテープ，録音したアルバム，ペーパーバック，古いカレンダーが散乱した迷宮となっている。自分の車庫に入ることができず，家のたくさんの部屋は物の山で作られた小さい洞穴となっている。友達や隣人は健康被害や火事の原因になると苦情を言う。当人は，完全にそれを認め，とても恥ずかしいと思っているが，何かを捨てようとするといつも不安が強くなり，続けられない。物を積み上げた山を高くし続けるのは非常によくないと完全に気付いているが，そうしたいという衝動をコントロールすることができない。

鑑別診断・除外すべき状態

- **強迫性障害／強迫症**：強迫観念からくるがらくたの山（例 古い靴を触る汚染恐怖のために，古い靴を捨てられない）。
- **大うつ病性障害／うつ病**：がらくたは，活力の低下や無関心の結果である。
- **統合失調症**：がらくたは，妄想から起こる（例「宇宙人の光線」に対する緩衝材として紙を部屋に敷き詰める，もしくは思考の混乱や奇妙な行動の結果として起こる）。
- **認知症**：貧困な判断と思考が混乱していて物を片付けることができない。
- **自閉症スペクトラム障害／自閉スペクトラム症**：限定されたステレオタイプの興味の現れとしての収集（例 古い電車の時刻表を集める）。

診断のコツ

- **正常の「収集癖」行動**：すべてのためこみ症やだらしなさが精神疾患とされるわけではない。ためこみ症は重症で苦痛を伴うもので，機能障害の原因となり，健康被害をもたらすものでなければならない。
- **洞察力**：人々はほとんど自分からためこみ症について言及しない。

患者のパートナーは許容範囲の限界に到達していることが多く，問題の内容について知らせてくれる良い情報提供者になりうる。
- **困惑**：患者に聞かれなければこの障害について自分から話すことはあまりない。
- **新しい疾患**：ためこみ症は，強迫性障害／強迫症の一部と見なされてきたが，異なった脳のメカニズムと治療の可能性を持っているため，分離された。

■ チック障害／チック症

307.23 **トゥレット障害／トゥレット症**
307.22 **持続性（慢性）運動または音声チック障害／チック症**
307.21 **暫定的チック障害／チック症**
333.3 **物質誘発性チック障害／チック症（物質を示すこと）**
333.3 **他の医学的疾患によるチック障害／チック症（医学的疾患を示すこと）**
307.20 **特定不能のチック障害／チック症**

スクリーニングのための質問例

親に対して──「あなたのお子さんは動いたり音を立てたりするのをコントロールできないですか？」

大人の患者に対して──「あなたは動いたり音を立てたりするのをコントロールできないですか？」

強迫性障害／強迫症および関連障害／関連症群

診断典型例

　突然，抗し難く，速く，反復性の，ステレオタイプの動きや発声が現れる。もっともよくある運動チックは，まばたき，肩をすくめること，または顔をゆがめることである。もっともよくある音声チックは，うめき声を出し咳をすることであり，みだらな言葉や文章を述べることはまれである。

診断のコツ

- **コード分類**：原発性のチック障害／チック症は臨床像の範囲や持続期間だけで分けられている。それらが異なる病名とコードを持っているということは，それらが別個の疾患だという意味ではない。おそらく，一つの疾患の経過と重症度の多様性を表しているだけである。チック障害／チック症は異なったサブタイプを持っていると考えた方がよく，私たちはそれらを恣意的に分けたために行き詰まっている。
- **トゥレット障害／トゥレット症**：これはもっとも重症な型であり，規則的で，1年以上続く，多様な音声と運動のチックである。
- **持続性（慢性）運動または音声チック障害／チック症**：このコード分類は音声か運動のどちらかのチックが起こり，両方ではないときに使われるべきである。
- **暫定的チック障害／チック症**：1年以内の持続時間であればこのコード分類を使うべきである。
- **特徴**：チックは耐えることができないように感じるが，普通それを一定期間抑えることができ，それを隠す方法を学んでいることがある。発症は一般的に人生の早期で，必ず18歳以下である。
- **強迫性障害／強迫症との関連**：トゥレット障害／トゥレット症の人々は，複雑でない強迫性障害／強迫症よりも，若年発症で治療抵抗性の強迫性障害／強迫症の症状であるリスクが高い。この臨床像は連鎖球菌感染症に関連しているかもしれない（医学的疾患

による強迫性障害／強迫症の症状のセクションを参照)。
- **注意欠如・多動性障害／注意欠如・多動症（ADHD）との関連**：過活動，衝動性，注意欠如について質問する。これらの症状は，トゥレット障害／トゥレット症と併存していることがよくあるからである。また精神刺激薬がチックを重症化させる可能性があることに気をつける。
- **社会的引きこもり**：これらはいじめや恥ずかしさのために二次的に起こることがある。

312.39 抜毛症

スクリーニングのための質問例

「あなたは髪の毛を抜きますか？」

診断典型例

よくあるのは頭皮，眉毛，まつ毛から毛を抜きたいという抑えられない衝動がある。一度行うと安心するが，結果を隠さなくてはならないという不安を伴っている。抜毛は普通，一人でいるとき，退屈なとき，またはストレス下にある時に行われるが，人がいる中でこっそりと行われることもある。

鑑別診断・除外すべき状態

- 脱毛症の医学的原因。
- **普通の抜毛**：抜毛は，それが苦痛や機能障害の原因になっていなければ，子どもや正常な大人の一時的な習慣となることもある。
- **他の精神疾患**：たとえば抜毛は，精神疾患の妄想に対する反応かもしれない。

診断のコツ

- 困惑：人々は普通，抜毛癖にとても困惑している。もし証拠がないのであれば，おそらくそれについて聞くべきではないだろう。

■ 292.9　物質誘発性強迫性障害／強迫症または関連障害／関連症

強迫性障害／強迫症の症状やチックは時々，特に精神刺激薬やコカインなどの物質を使用している人に起こる。

■ 293.84　他の医学的身体疾患による強迫性障害／強迫症または関連障害／関連症（医学的疾患を示すこと）

ここでは二つの状態を示す。

- 連鎖球菌感染症関連小児自己免疫性神経精神疾患（PANDAS）：これは，連鎖球菌感染症（連鎖球菌因性咽頭炎もしくは猩紅熱）による強迫性障害／強迫症の症状とチックの激しい急性発症を示す。PANDASは，一般的に思春期前の子どもに起こる。即時の臨床的な評価と検体検査，診断，抗菌薬による治療が，強迫性障害／強迫症とチックの症状の重症度を軽減するために必要不可欠である。
- 小児急性発症神経精神症候群（PANS）：これは連鎖球菌感染症関連のものだけでなく，すべての突然発症の小児の強迫性障害／強迫症を含む広い用語である。

■ 300.00 特定不能の強迫性障害／強迫症 または関連障害／関連症

　本章で示された疾患と類似していると考えたが，いずれにも完全には当てはまらない，もしくは感染症か他の疾患が原因となっているかどうか区別する十分な情報がない場合には，特定不能をコードする。

第7章
Trauma- and Stressor-Related Disorders

心的外傷および
ストレス因関連障害群

本章の構成

- 心的外傷後ストレス障害（Posttraumatic Stress Disorder）
- DSM-5を読み解く上での注意：ストレス因子のゲートキーパー
- 急性ストレス障害（Acute Stress Disorder）
- 特定不能の心的外傷およびストレス因関連障害
  （Unspecified Trauma- or Stressor-Related Disorder）
- 適応障害（Adjustment Disorder）

■ 309.81 心的外傷後ストレス障害（PTSD）

スクリーニングのための質問例

「脳裏に焼き付いて離れないような悲惨な記憶，フラッシュバックや悪夢を生じさせるトラウマになるような出来事を体験したことがありますか？」

診断典型例

　PTSDは，非日常的な悲惨なトラウマ体験に長く苦しめられた場合にのみ適応される（例非業の死を目撃もしくはその脅威にあう，重い外傷を受傷，レイプ被害）。PTSDを生じる多くのストレス因子は悲しいことに人間によって故意にもたらされたものである（例戦闘，レイプ，拷問，殴打）。他の該当する悲劇としては，事故，台風，地震，火災や洪水などがある。PTSDの特徴的な症状は，昼間においても出現する侵入的な記憶，出来事に関する身の毛もよだつ詳細なイメージやフラッシュバック。恐ろしい，反復性の鮮明に再生される悲劇の悪夢。新たな恐怖とそれに伴う身体症状が誘発されないように，その出来事を思い出させてしまいかねないさまざまなきっかけとなるもの（間接的なものもある）を注意深く避けてしまう。他人を信用できなくなり，将来を信じることができなくなることもある（私は呪われている。もう何も元のように正しくはならない）。茫然自失となり，人生や人間関係は平板で無意味なものと考えるようになる。睡眠障害や集中力低下を認め，また神経過敏やイライラし，容易に動揺する。易怒的になり，その怒りは自分自身への怒りでもあり，生きていることに対する罪悪感を覚える。PTSDは，トラウマ体験の後，しばらくしてから生じることが多いが，中には遅延反応により数カ月から数年経過して現れることもあり，それはその悲劇を思い出す何かに直面したり，新しいストレス要因に曝露したりした場合に生じる。

DSM-5を読み解く上での注意

ストレス因子のゲートキーパー

　司法場面において不適切にPTSDと診断されないための唯一の基準に、非日常の強いストレス因子に顕著に曝露がなければならないとするPTSDの診断基準がある。DSM-5ではこの閾値がかなり引下げられ、直接の曝露がなくても、肉親や友達が体験した暴力的で悲惨な出来事を単に聞いただけでPTSDと診断ができるようになった。これは臨床場面では納得できるものであるが、司法場面で悲劇をもたらしうる可能性が生じる状況を、意図せず創り出してしまった。これによって、すべての被害者の肉親や友達は、又聞きのPTSDをもとに損害を訴えることができることになった。

　筆者は、司法場面での審理においては、PTSDの診断は直接のトラウマのストレス因子に曝露した場合に限定することを奨める。

鑑別診断・除外すべき状態

- **PTSDではないPTSD症状**：典型的なPTSD症状は認めるものの、臨床的に著しい苦痛または機能の障害を生じるほどの程度ではないもの。
- **急性ストレス障害**：ストレス因子を経験した最初の1カ月内に症状が限定されるもの。
- **適応障害**：PTSDと同様に、これはストレスに対する反応として生じているが、ストレス因子が十分に強くないか、または反応としての症状が閾値下のもの。
- **他の精神疾患**：極度のストレス因子への反応には抑うつ障害、不安症、または短期精神病性障害があるが、PTSDの特徴的な症候を伴っていないもの。
- **フラッシュバックを引き起こす他の要因**：たとえば、物質使用による知覚変容、頭部外傷、双極性障害、抑うつ障害、または精神

病性障害。
- **詐病**：ストレス因子が強いものでなく，かつ／またはPTSDと診断されることによって経済的もしくはその他の利益が得られる場合にとくに考えられる。

診断のコツ

- **極度なストレス因子と見なされる必要条件**：たとえば，予見できる愛する人の喪失，離婚，解雇，放校など人生における大きなストレス因子に過ぎないものは，該当しない。
- **症状の重症度**：極度のストレスに直面した後にはほとんど誰もがPTSDに類似した症状のいくつかを体験する。これは正常な反応で，悲惨な出来事の後には，十分に予見できる反応である。PTSDと診断されるためには，症状が重症で，持続性があり，臨床的に著しい苦痛または機能障害を生じていなければならない。
- **期間**：急性ストレス障害は，ストレス因子の曝露後3日から1カ月以内に一連の症状が持続した場合に診断される。「PTSD, 急性」は1～3カ月の期間症状が持続したものに該当し，「PTSD, 慢性」は3カ月を超えるもの，そして「PTSD, 発症遅延」はストレス因子への曝露後6カ月を超えてから発症したもの。
- **司法におけるPTSDの重要性**：PTSDの存在の有無がトラウマ被害者の賠償を左右することから，それが民事訴訟における議論の中心となることがしばしばある（特に，軍隊において顕著であるが，一般人の生活においてもしばしば認められる）。
- **司法における問題**：PTSDはすべての精神疾患診断の中で，司法的な文脈において評価するのが，もっとも難しいものの一つである。症状は完全に主観的なものであり，容易に装ったり，もしくは誇張したりすることができ，また潜在的に大きな利益を得られる可能性もある。その一方で，かなり明確な症状が認められているにもかかわらず，PTSDを頑なに否定する人もいる。

■ 308.3　急性ストレス障害

スクリーニングのための質問例

「脳裏に焼き付いて離れないような悲惨な記憶、フラッシュバックや悪夢を生じさせるトラウマになるような出来事を体験したことがありますか？」

診断典型例

　急性ストレス障害の臨床症状とは、基本的にPTSDと同じであるが、唯一異なるのは症状の持続が1カ月以内と期間が短いことである。急性ストレス障害は、PTSDの早期の形態である。患者は、PTSDと同様の極度のストレス因子を体験し、かつ全く同じ臨床症状を認めているということが必須条件である。急性ストレス障害は、臨床的に著しい苦痛または機能の障害を伴わない症状を持つ人には用いられない。

　急性ストレス障害と診断された人の中には回復する人もいるが、中には、臨床的に著しい症状を持続し、最終的にPTSDの診断基準を満たすことになる人もいる。

■ 309.89　特定不能の心的外傷および ストレス因関連障害

　特定不能の心的外傷およびストレス関連障害の診断は、PTSDに該当するほどはストレスが強くないものの典型的な症状が存在している場合、またはストレスは条件を満たすほどに強いが、診断基準は満たしていない場合に用いることができる。筆者は、これは信頼性の高い診断ではなく、司法の審理において真剣に扱うべきではな

いと考えて注意を促している。これは，臨床使用に限るべきである。

■ 適応障害

309.0 適応障害，抑うつ気分を伴う
309.24 適応障害，不安を伴う
309.28 適応障害，不安と抑うつ気分の混合を伴う
309.3 適応障害，素行の障害を伴う
309.4 適応障害，情動と素行の障害の混合を伴う
309.9 特定不能の適応障害

スクリーニングのための質問例

「あなたは，日々の暮らしの中のストレスへの対処に困っていますか？」

診断典型例

生活上のストレスへの反応の結果，臨床的に著しい苦痛または機能障害を生じるほどの症状が現われているが，他のいずれの精神疾患の診断基準を満たすほど顕著な症状を呈していないもの。

鑑別診断・除外すべき状態

- **ストレスへの正常反応**：症状が，正常な反応で生じると想像される範囲内にあり，臨床的に著しい苦痛または機能の障害を生じていない。診断コードに関しては，第18章を参照すること。
- **死別反応**：これは精神疾患とは見なされない。
- **他の精神疾患**：適応障害よりも特異的な診断の方が優先される。

診断のコツ

- **残余カテゴリーとしての適応障害**：ストレス反応が前述したより特異的な診断により適合する場合は，適応障害とは診断しない。
- **適応障害は精神疾患である**：人生の困難なストレスへの反応が予想できる症状を上回らない場合は，適応障害とは診断しない。ストレスに十分うまく対応しており，臨床的に著しい苦痛または機能の障害を生じていない場合は，精神疾患とは診断しない。
- **外的ストレスの必要条件**：適応すべきストレスがない場合には，適応障害とは診断しない。
- **診断の不安定性**：適応障害は自然に軽快することが非常に多い。それは時に，より特異的な精神疾患に発展する。
- **慢性の適応障害**：ストレスが慢性（例 困難な仕事または結婚，持続する経済上のトラブル）で，それに反応して症状が，何カ月も，または何年も続く場合。

第8章
Schizophrenia Spectrum and Other Psychotic Disorders
統合失調症スペクトラムおよび他の精神病性障害群

本章の構成

- 統合失調症（Schizophrenia）
- 統合失調症様障害（Schizophreniform Disorder）
- 統合失調感情障害（Schizoaffective Disorder）
- 妄想性障害（Delusional Disorder）
- 共有精神病性障害（二人組精神病）
  （Shared Psychotic Disorder〈Folie à Deux〉）
- 短期精神病性障害（Brief Psychotic Disorder）
- 物質誘発性精神病性障害（Substance-Induced Psychotic Disorder）
- 他の医学的疾患による精神病性障害（医学的疾患を示すこと）
  （Psychotic Disorder Due to Another Medical Condition
  〈Indicate the Medical Condition〉）
- 他の医学的疾患による緊張病性障害（医学的疾患を示すこと）
  （Catatonic Disorder Due to Another Medical Condition
  〈Indicate the Medical Condition〉）
- 特定不能の精神病性障害（Unspecified Psychotic Disorder）
- DSM-5を読み解く上での注意：減弱精神病症候群（準精神病症候群）
  〈Attenuated Psychosis Syndrome〉

■ 295.9 統合失調症

スクリーニングのための質問例

「あなたはこれまでに，声が聞こえたり，人々があなたに危害を加えようとしていると確信したり，現実感がなくなったりしたことがありますか？」

診断典型例

　統合失調症は非常に変化に富んだ形で表れ，非常に多くの他の障害と重複するので，実は統合失調症の定型的な類型というものは存在しない。症状パターンは，"精神病症状"（例 妄想および幻覚），"解体"（例 思考障害および奇妙な行動），"陰性症状"（例 情動生活，自発性，思考，および対人関係の貧困）のいくつかの組み合わせで構成される。統合失調症に定義付けるさまざまな症状のどれも統合失調症に特異的ではなく，それらすべての症状は統合失調症と混同されうる他の多くの精神疾患でも出現する。そして統合失調症を定義付けるどの症状も統合失調症に特徴的ではなく，あるいは常に存在するということもない。すべての症状がまとめて現れている患者も一部にはいるが，ほとんどの患者はその内のいくつか断片を有するだけである。

　発症や経過もまたさまざまである。エミール・クレペリン（Kreapelin, E.）の古典的な記述では，青年期における早期発症，生涯におよぶ慢性経過，頻繁な増悪によって特色付けられていた。現在は，ライフサイクルのどの段階で発症しても統合失調症という用語が用いられ，はるかに良好な転帰を示す患者も少なくない。

　そこで私たちは診断上の逆説に直面する。統合失調症とラベル付けされた二人の患者が互いにひどく異なって見えることがある一方で，精神病症状を生じる可能性のある他の障害（例 双極性障害ま

たは抑うつ障害，物質関連障害，および医学的疾患）の患者と統合失調症を区別するのが難しいこともある。古典的な症例は間違いようがないだろう。しかし，ありふれた難解な症例の場合は，患者をよりよく知り，症状の縦断的な進展についてより多くの情報を得るにつれて，診断を再検討すべきである。精神病症状，解体症状，および陰性症状が存在し，他の病因（例 双極性障害または抑うつ障害，物質関連障害，または神経疾患）が認められないことを明らかにする必要がある。

鑑別診断・除外すべき状態

- **統合失調感情障害**：気分症状が全体的に優勢であるが，気分エピソードが存在していない時にも精神病症状が持続する。
- **抑うつ障害，重症，精神病性病像の特徴を伴うもの**：精神病症状は抑うつエピソードに限定される。
- **双極Ⅰ型障害，重症，精神病性病像の特徴を伴うもの**：精神病症状は，躁病または抑うつエピソードに限定される。
- **統合失調型パーソナリティ障害**：精神病症状は存在しない。
- **統合失調症様障害**：統合失調症の症状とまったく同じ症状が存在するが，その持続期間は1カ月以上6カ月未満である。
- **短期精神病性障害**：統合失調症と同じ症状が存在するが，持続期間は1カ月未満である。
- **妄想性障害**：妄想のみが存在する。幻覚，解体症状，または陰性症状は存在しない。
- **物質誘発性精神病性障害**：妄想あるいは幻覚が，物質中毒や離脱，または使用直後の期間中にのみ出現する。
- **他の医学的疾患による精神病性障害**：幻覚または妄想が，脳機能を損なう医学的疾患によって引き起こされる。
- **自閉症スペクトラム障害／自閉スペクトラム症**：はっきりとした妄想または幻覚が存在していない。
- **共有精神病性障害**：妄想的信念は支配的なパートナーによって強

いられており，二人が分離すると消失する。
- **詐病**："狂気を偽る"ことによって得られるものがある場合は，これを考慮する（例 刑事責任の回避）。
- **政治的または宗教的な狂信**：本人は奇妙な信念を持っているが，それは他者と共有されている。

診断のコツ

- **統合失調症の定義の問題**：上述したように特徴的な症状または定型的な経過は存在しない，表現型が不均一である，そして，他の障害との境界があいまいである。
- **様式**：統合失調症の診断には，精神病症状の組み合わせ，まとまりのない会話と行動，陰性症状，および慢性的な経過を必要とする。
- **精神病の定義**："精神病"という用語は著しく異なった形で使われてきた。もっとも狭い定義は，洞察または現実検討を伴わない幻覚と妄想である。中程度の定義は，その人がいくらかの洞察と現実検討を持つようになっていたとしても幻覚または妄想が何か存在しているというものである。広い定義は，"精神病的な"解体された思考，感情，および行動を含む。過去には，より広い定義を使用した主観的な判断に対して過度に信頼が置かれていたために，統合失調症が過剰診断されていた（特に米国）。
- **妄想を診断する**：私たちは皆，誤った信念を持っており，時にそれはきわめて頑固になる。精神病的な"妄想"と非精神病的な"優格観念"をはっきりと線引きして分けることは困難である。"妄想"という用語は，特有の，信じられないような，反対意見に影響されない，圧倒的な反証に対しても盲目な，しかも絶対的な確信をもって保持される，機能面と共有の現実との接触に深刻な障害を引き起こす，誤った信念のみを意味する。
- **妄想か宗教的政治的信念か**：妄想と政治的／宗教的狂信の間の区別は，テロリストが奇妙なイデオロギー（例 人種の純血を維持する，科学技術の横暴を止める，唯一正しい信仰を守る，黙示録を

開始する，など）で正当化した大量殺人をおかすたびに，犯罪精神医学上の激烈な疑問として浮上してくる。通常は弁護側は狂気を言い立てるが，犯人自身はこれをその動機に対する侮辱と捉えることがあるので，精神科医は問題の両側面について並べていくことになる。そこに明らかな正解はないが，もしある人の信念が（どんなに愚かまたは不快であっても）一定の大きさの集団で共有され，その人が解体症状と陰性症状を欠く場合には，その人を妄想的とラベル付けすることに慎重でなければならない。テロリストがいる場所としてふさわしいのは病院よりも刑務所であろう。

- **"奇異な"妄想と"奇異でない"妄想**：奇異な妄想の存在が統合失調症を精神病性の双極性障害または抑うつ障害および妄想性障害から区別するのに役立つかもしれないと議論する人もいる。この意見には二つの問題がある。第一に，"奇異な"妄想と"奇異でない"妄想の間の区別は観察者に頼り過ぎており，信頼性が低い。第二に，奇異な妄想は統合失調症でより頻繁に現れるが特異的ではなく，双極性障害または抑うつ障害，物質中毒，または医学的疾患など，本章で説明する他の障害の症状の一部でもまた現れる可能性がある。

- **幻覚を診断する**：すべての奇妙な知覚体験が精神病的なのではない。多くの人々は錯覚を起こす――外界からくる現実の感覚刺激の誤認である（例 多くの人々が夜空に輝く明るい光を宇宙船だと確信している）。錯覚は精神病を意味するものではなく，健常人に常に起こるものである。幻覚は定義上，外部の現実からの感覚刺激が何もない状態で脳の内部で生成されるものである。諸々の研究は，幻覚が意外なほどに一般的であることを示しており，一般人口の約10％は時々幻覚を体験すると報告している。精神病的とみなすには，幻覚に洞察がなく，病気の経過中に現れていなくてはならない。一部の人々は，自分の幻覚に対して現実検討を行うことができる（つまり，彼らは内的に生成された体験をしているとわかっている）。幻聴は統合失調症にもっとも特徴的である――特に，外部から来て，互いに対話していると思われる声

がそうである。しかし，これらでさえ統合失調症に特異的ではなく，他の形態の精神病でも生じる可能性がある。他の種類の幻覚（視覚，触覚，味覚，嗅覚）も統合失調症で生じる可能性があるが，物質使用または神経学的問題によるはるかに特徴的である。身体的な幻覚もまた生じうるが，奇異でない限りは実際の身体感覚と区別するのは困難である（例 "私は宇宙線が肝細胞を焼き尽くすのを感じることができる"）。有無を言わせず権威的で確信的で，そして抗い難いものであることが多いが，患者に何か恐ろしいことをさせようとする"命令性の幻覚"については常に尋ねるようにすべきである。もしその人が洞察力を欠き，声にしたがわなければならないと感じている場合，これらは危険な，または攻撃的な行動につながりうる。

- **まとまりのない会話**（"連合弛緩"としても知られている）を診断する：細かく観察すると，私たちは皆，会話や思考の中に論理的な矛盾を露呈させている。統合失調症の診断に至るには，会話（と背後にある思考）が明らかにそして深刻に，まとまりがなく脱線し（少なくとも時には）支離滅裂に近くなっていなければならない。かつての統合失調症の過剰診断の多くは，小さなありふれた論理的飛躍の臨床的意義を誇張することからきたものであった。まとまりのない会話の判定は専門家にまかせるべきではない。誰もが気付くほどに思考の問題が明白でなければ，そのように考えるべきではない。ところで，これは統合失調症の症状のうちで偽装して信じさせることができない唯一のものであり，その存在が詐病を除外する一つのポイントである。

- **まとまりのない行動を診断する**：風変わりで，また行動が奇妙な人の多くは統合失調症ではないために，判断力が難しい。行動があまりに奇異でまとまりがないために，誰もそれを見逃すことができないほどでなければならない。

- **陰性症状を診断する**：精神病症状や解体症状よりははるかに劇的でないものの，陰性症状は統合失調症の機能障害の重要な要因の一つになっている。残念なことに，陰性症状を正確に診断するこ

とは非常に困難である。それは正常な状態と連続しており、抑うつと似ていて、薬物の副作用によっても生じうるし、陽性症状の影響に対して意気消沈した結果としても起こりうる。他の可能性を考慮せずに陰性症状ばかりを診断してしまう臨床家によって統合失調症は過剰診断がなされてきた。

- **症状か経過か**：統合失調症がよりよく定義できるのは、横断面の症状様式によってか（ブロイラーあるいはシュナイダー流）、またはその悪化していく経過によってか（クレペリン流）、いずれであるかについて歴史的に議論がなされてきた。どちらのアプローチも、それだけでは十分ではない。横断面の症状様式は相対的に非特異的で、他のいくつかの疾患に共有されており、そして経過もまた特異的ではなく、かつて描写されたほどほぼ一様に悲観的なわけでもない。統合失調症は、特徴的な症状と慢性的だが必ずしも悪化していくわけでもない経過の組み合わせによってもっともよく定義できる、必然的に不均一な概念であるということを、私たちは受け入れなければならない。しかし、ブロイラー流の横断的アプローチが特に過剰診断を引き起こしやすいということには留意しておくべきである。
- *初回エピソード*：初回エピソードは、臨床的に重要な診断上の難問になっている。生涯にわたる病気の負荷を最小限にするために、経過の早い時期に統合失調症を同定し治療することは重要である。しかし、患者の病歴の短さのために、特に薬物も使用している場合には、正確な早期診断が困難である。その患者の症状についてより多く知り、経過についてより多くの情報を得た後にはいつでも、診断の第一印象を再検討できるように常に準備しておくべきである。

■ 295.40 統合失調症様障害

スクリーニングのための質問例

「あなたは今まで,声が聞こえたり,人々があなたに危害を加えようとしていると確信したり,現実との接触を失ったりしたことがありますか?」

診断典型例

統合失調症様障害と統合失調症は表現型はまったく同一で,症状の持続期間が異なるだけである。統合失調症様障害の持続期間は1カ月以上6カ月未満でなくてはならないが,統合失調症は6カ月以上持続していないといけない。人工的で恣意的な区分を作る理由はただ一つ,より早く回復できる患者は生涯予後もより良好だからである。期間の長さ以外に予後が良好であることを示す指標としては,正常な病前のパーソナリティ;先行するエピソードの欠如;急性の発症;ストレス因子の存在;薬物による可能性;思考障害,奇異な行動,または陰性症状の欠如;および気分症状の存在などがある。鑑別診断は統合失調症の場合と同様である(121ページを参照)。

■ 295.70 統合失調感情障害

スクリーニングのための質問例

「あなたは今まで,声が聞こえたり,人々があなたに危害を加えようとしていると確信したり,現実との接触を失ったりしたことがありましたか? 気分の揺れはありますか?」

診断典型例

統合失調感情障害は，統合失調症と気分障害のどちらにも十分に合致せず，両方の特徴を有している患者のための境界診断として提供されている。これらの疾患の間には明確な境界はない。多くの患者はどちらの特徴も現しており，遺伝学的研究でもかなり重複することが示されている。大うつ病性障害／うつ病または双極Ⅰ型障害，重度，精神病性病像の特徴を伴うものと同様に，妄想または幻覚を伴う躁病および／または抑うつエピソードが認められる。統合失調症と同様に，気分エピソードの欠如した妄想および／または幻覚の時期が存在する。気分症状は疾患の重要な一部分に違いない。鑑別診断は統合失調症の場合と同様である（121ページを参照）。

297.1 妄想性障害

スクリーニングのための質問例

「これまでに人々から，あなたは本当に奇妙な考えを持っていると言われたことがありますか？」

診断典型例

患者は持続的な妄想を有しているが，統合失調症の特徴である解体症状と陰性症状は有していない。幻覚もなく，会話の奇妙さもなく，奇異な行動もなく，感情の鈍化もなく，自発性の消失もなく，妄想と無関係な人生の荒廃もない。確かに，会話の一部が妄想に触れない限りは，その人は完全に正常で，魅力的で，知的に見える。一旦何かが妄想の引き金を引くと，患者は非論理的な結論を導く誤った根拠を持つ驚くほどに奇妙な信念を表明する。妄想的信念は固定されており，誤っていて，合理的な議論にも説得力のある反証

にも抵抗する。しかし，精神病はしっかり隠し通すことができ，人生の他の側面においては驚くほど良好に日々機能することができる。筆者が治療してきた妄想的な人々の中には，医師，弁護士，教師もおり，妄想について議論する時には明らかに精神病的であったが，それでも仕事は行えていた。

患者は一つまたは別の妄想内容に特化する傾向があるが，それらが混合することもある。

偏執妄想は，陰謀と迫害の証拠を見つけるために，隠された兆候と脅威をまとめた複雑な構造を築き上げる。患者は，屈辱，危害，または攻撃のまとに選び出されたと感じる。本人は監視され，追跡され，邪悪な敵対者によって制御されていると信じている。そして，騙され，惑わされ，あるいは差別されることに対し常に警戒している。

嫉妬妄想は，迫害妄想と組み合わされることもあるが，独立して生じることもある。すべての言葉，外見，仕草，服装，偶然の出会いあるいは電子メールは誤解され，パートナーの不実を肯定する証拠と受け取られる。本人自身を苦しめ，パートナーに死ぬまで口うるさく言い続けて，完璧な自白か，説得力のある貞節の証拠か，あるいはその両方を絶え間なく要求する。本人のパートナーが潔白だと抗弁を繰り返すのは無益であり，どういうわけか罪のさらなる確証が提供されたとむしろ曲解されてしまう。

身体的妄想は，一カ所または別の身体部分が何か特別で非現実的な方法で障害されているという信念，または自分が不確定の，通常は致死的と思われる，病気を有しているという信念を伴う。身体的な妄想と極度の心気的な懸念との間に境界線を引くのは特に難しい。

恋愛妄想は，起源においては情熱的だが，欲求不満に終わる。患者は，相手が本人を好きになっているが，その相手は告白するのを怖がっている，または告白できずにいるのだと信じている。本人はあらゆる所に相手の秘めた愛の兆候を見て，意中の相手からの直接的な否定を含むどんな妥当な反証も受け入れることを拒んでいる。

肯定的な気持ちとして始まったものは，意中の人が想像上の約束を果たせなかった時には，失意と欲求不満を伴うひどく否定的なものに反転し得る。

誇大妄想は，今ではかつてほど一般的ではない。私たちはもはや大勢のナポレオンやキリスト，あるいは新しい救世主であると宣言する人々（エルサレムでの陶酔的な体験によって狂気に至った巡礼者は除く）に会うことはあまりない。

鑑別診断・除外すべき状態

- **強迫性障害／強迫症と身体醜形障害／醜形恐怖症**：重症の例では，これらの疾患はどちらも妄想を伴うことがある。第6章を参照のこと。
- **統合失調症**：患者は妄想だけでなく，幻覚，思考障害，陰性症状および／または奇異な行動を示す。

これ以外は，統合失調症と同じ鑑別診断にしたがうこと（121ページを参照）。

診断のコツ

- **妄想の境界**：上記の統合失調症の議論で述べられたように，風変わりな人と妄想的な人を分ける明確な境界はない。奇妙な信念体系は，政治的／宗教的な狂信者，UFO愛好家，カルト信者，テロリスト，そしてトークショーのホストに特有のものである。彼が特異な信念の中に孤立していない限りは，その個人は精神病とは見なされない。妄想を特徴付けるのは，信念の誤りではなく，むしろ，世間一般の一致した否定を前にしてもそれが保たれ続けているということの方だ。もちろん，この区別は適用するのが難しく，奇妙な逆説を導く可能性がある。1600年当時の科学知識について合意されていた状況を考えれば，ガリレオはこの"妄想"

の定義に正確にあてはまっただろう。そして、ジム・ジョーンズ (Jones, J.) は、ジョーンズタウンカルトでは彼の奇抜で危険な信念の妥当性に合意がなされていた事実を考えれば、妄想的とみなされなかっただろう。この定義の迷宮を整理するためには、医師の最良の臨床判断を使用すべきである。

- **確実性の程度**：信念がそれをもって保持されている確実性と不変性を評価することは有用である。"あなたは100%確信しているか、90%、ひょっとすると80%か？ 何があなたをそう確信させるのか？ あなたが正しいことを証明するのはどの証拠または実験か？ あなたが間違っていると証明できるものは何か？" 通常は、現実あるいは妄想的信念の奇妙さに患者を直面させるのは良い発想ではないが、少なくともどの程度の洞察が維持されているかを確かめておくことは重要である。

- **"奇異な"妄想**：奇異－奇異でないの区別の高い信頼性または予測妥当性を有するかどうかはわからない。いくつかの妄想（例 身体的妄想、嫉妬妄想）は本質的に他のものよりもよりもっともらしい。たとえば、"検査結果がどうだろうが関係なく、私はがんだとわかっている" というのと、"私の行動は、生まれる前に異星人によって脳に埋め込まれたマイクロチップに制御されている" との対比を考えてみよう。しかし境界線上にある場合は、ある人の "もっともらしい" は別の人には "奇異" である。

- **幻覚**：通常、これらは妄想性障害には存在しないが、例外が一つある。一部の人々は他者に不快感を与えることを妄想的に懸念して、嫌な匂いの幻嗅を感じるだろう。

- **刑事責任**：妄想性障害とイデオロギーの間の境界線は、法医学的判断における特に困難なものである。たとえば、ユナボマー (Unabomber) は妄想性障害だったのだろうか、あるいは政治的な訴えをしたのだろうか？ 彼は、刑務所あるいは精神病院に閉じ込められるべきなのだろうか？

■ 297.3　共有精神病性障害（二人組精神病）

読者への注意——DSM-5は明確な理由もなくこの診断を削除した。症例は時折だが確かに見られ，この診断は明らかな治療的意義を有している。

スクリーニングのための質問例

「あなたは，他の人が奇妙に思う信念を，肉親と共有していますか？」

診断典型例

　精神病的ではない従順な相手に対し，支配的な人が自分の妄想を強要する。おそらく，これは現実生活よりも映画の中でより多く発生するが，筆者は個人的に4例を長年にわたって診てきたし，明らかな"カルト精神病"のケースは時々見出しを飾っている。私たちは，ヒトラー（Hitler）が"国家精神病"を創造したと言ってもよいかもしれない。

　問題は，——通常は"世界と闘っているのは私たちだ"ということに類した——妄想を売り込むことに成功している説得力がありカリスマ的な人間から始まる。臨床レベルでは，二人組は通常は母-娘か夫-妻である。妄想を持っている人は非常に協力的で支配的であり，だまされやすいパートナーは弱々しく暗示にかかりやすく従順である。別個に面接を行うと，信念の確信度が互いに大きく異なることがわかる。受動的なパートナーでおそらく本当の妄想ではなかったものは，分離とデブリーフィングによって解消させることができる。

診断のコツ

上記したように，DSM-5はこのカテゴリーを削除しており，今や妄想性障害の中に押し込まれている。共有精神病性障害（二人組精神病）はまれなものだが，臨床実践において時に見られ，精神病的な支配的人物との関係から生じていない単純な妄想から区別する必要がある。したがって，適切と思われる時にはその診断をつけてICD-9-CMの公式コードを使用するのをためらうべきではない。

■ 298.8　短期精神病性障害

スクリーニングのための質問例

「あなたは最近，奇妙な経験をしたことはありますか？」

診断典型例

以前はよく機能していた人がストレスに遭遇後，短期間——通常1週間以内，時に1カ月まで——正気を失い，その後再び以前の機能レベルに戻る。よくある環境的誘因としては，自宅から離れた大学への引越，外国への旅行，恋愛関係の開始または終了，刑務所に入所または軍に入隊，または外傷的エピソードの犠牲者になることがある。患者は，妄想または幻覚（あるいはその両方）を有し，ボンヤリして混乱し，極度に興奮して衝動的になることもある。

鑑別診断・除外すべき状態

- **統合失調症**：症状は同じだが，その持続期間は6カ月以上である。
- **統合失調症様障害**：症状は同じだが，持続期間はより長く，1～6カ月に及ぶ。

- **せん妄**：当人の意識レベル，見当識，および認知機能を確認すること。
- **詐病**：当人は利益を得るか，または責任を押しつけるかしている可能性がある。

さらなる除外については，統合失調症の鑑別診断（121ページ）を参照すること。

診断のコツ

- **頻度**：短期精神病性障害はまれなものと考えられているが，おそらくは過小報告のためである。
- **鑑別診断**：若年者では物質使用を，高齢者では医学的疾患あるいは処方薬の副作用を，あらゆる年代においては双極性障害または抑うつ障害を，それぞれ常に第一に考慮すべきである。薬物検査を行い，すべての処方薬を確認すべきである。
- **重症度**：症状の持続期間が短いからといって，短期精神病性障害が軽くまた危険でない，ということを意味するわけではない。精神病状態に不慣れな患者は恐ろしい判断をしうるし，とりわけ興奮し衝動的になりかねない。通常は短期の入院が必要となる。
- **外傷または出産後の発症**：短期精神病を心理的ストレスの結果と決めてかかる前に，身体的な原因を考慮すること。
- **文化**：短期間の著しい異常行動のエピソードは，異なる名称の下で異なる徴候とともに世界中の多くの文化において出現する。短期精神病性障害か，もしくは禁じられている感情や社会的緊張感からの文化的な承認を受けた発散か，どちらとみなす方がよいかは明確になっていない。
- **詐病**：症状が誇張されているかどうか，精神病であることで法的またはその他の責任を免除されるか，あるいは恐れていた状況から逃れられるかどうか，について検討する必要がある。

■ 物質誘発性精神病性障害

291.9　アルコール誘発性
292.9　他の物質誘発性（物質を示すこと）

物質誘発性精神病性障害のICD-10-CMコードは著しく複雑である。選択に際しては，Crosswalk to ICD-10-CMCodeを参照し，それ以外についてはResources for Code Pageにあたること。

スクリーニングのための質問例

「薬物かアルコールの影響下にある時にあなたは奇妙な経験をしますか？」

診断典型例

精神病症状を有する若年者を見たときにはいつでもすぐに，主要な症状が幻覚であれば特に，まず物質の果たした役割について検討すべきである。患者は情報提供に消極的になりがちであるため，物質使用についての臨床検査が強く推奨される。一過性の精神病症状は，多くの薬物において，中毒のありふれた一症状として生じ，離脱である頻度は低い。症状がその薬物の作用として期待されるものを越えておらず，別個の治療を要しないなら，この診断を使用する必要はない。多くの薬や毒物もまた精神病症状を引き起こす可能性があり，鑑別診断として考慮されるべきである。

鑑別診断・除外すべき状態

- **物質誘発性せん妄**：当人は意識混濁，錯乱，および失見当識を有する。

■ 293.xx 他の医学的疾患による精神病性障害（医学的疾患を示すこと）

.81 妄想を伴う
.82 幻覚を伴う

スクリーニングのための質問例

「あなたは身体の病気の時に奇妙な経験をしたことがありますか？」

診断典型例

遅発性の精神病症状，特に幻覚を有するすべての人において，この診断を最初に考えるべきである。可能性のある病因を明らかにするために，医学的検査および神経学的検索を徹底して行うべきである。他の医学的疾患による精神病性障害は，意識混濁，錯乱，および失見当識の欠如によって，他の医学的疾患によるせん妄から区別される。

■ 293.89 他の医学的疾患による緊張病性障害（医学的疾患を示すこと）

診断典型例

"緊張病"という用語は，奇異な運動行動を記述するものである。もっとも古典的な症状は"蝋屈症"——考えられないほど長時間，普通ではない不快な姿勢を取り続けるもの——である。時には，患者は評価者に形作られたどんな新しい体勢も取り，それを保ち続け

る。あるいは，極度の拒絶と適切に体を動かすことへの拒否が認められることもある。患者はまた長時間にわたって完全に無動と無言を保ち続けることがある。これはときに，動作または発言がどのようなものであれ壊滅的な結果をもたらすという妄想的信念と関連している。まれに，自動的に他人の動きを模倣したり，他人の言葉を繰り返したりする。まれには緊張病性興奮が認められることもある——そしてそれは自傷，他害，または消耗による卒倒といった結果につながる可能性がある。秩序がなく無目的で思慮を欠いた行動である。

鑑別診断・除外すべき状態

- **双極Ⅰ型障害**：本人は躁病エピソードを経験している。
- **治療薬誘発性運動障害**。
- **統合失調症**（または本章で説明するその他のあらゆる精神病性障害）。

診断のコツ

- **有病率の減少**：精神科患者において緊張病はかつてに比べて頻度が著しく減ったが，その理由はわかっていない。
- **若年患者における双極Ⅰ型障害**：かつては緊張型の統合失調症が認められたために，多くの人々はこの二つを関連付けていて，今では若年患者の緊張病が躁病の症状としてより頻繁に生じていることに気付いていない。
- **医学的疾患または処方薬の副作用**：高齢患者の初発の症状である場合にはいつでも，医学的（特に神経学的な）疾患または処方薬の影響を考慮すべきである。

■ 298.9　特定不能の精神病性障害

　精神病性障害であるが，どの診断分類にもっとも適合するかを区別するための十分な情報がないと判断した時には，特定不能のコードを使用する。物質または医学的疾患の影響があり得ると判断するには，時間の経過と何回かの診察を要することが多い。この診断分類は，上述した特定のカテゴリーのいずれにも似ていない精神病の表現型に対しても使用される。

DSM-5を読み解く上での注意

減弱精神病症候群（準精神病症候群）
〈Attenuated Psychosis Syndrome〉

　減弱精神病症候群は，さらなる研究を要する診断案としてDSM-5のセクション3に記載されている。いくつかの理由から，筆者はそれを特定不能の精神病性障害と考えないこと，もしくはそのようにコード化しないことを勧める。

1. この診断案の偽陽性率は許容できないほど高い —— 専門の診療所で65％，より一般的な臨床現場では90％を越える。
2. 当人は精神病症状を有していないため，精神病にあてられたDSMのセクション内に含めることは不適切である。
3. 本診断が議論の対象になっているのは，効果の実証された治療法がないためでもある。
4. 本診断を使用することによって，きわめて有害な副作用を引き起こす可能性のある抗精神病薬による不適切な治療が行われる危険性がある。
5. 診断は，通常は不正確で，偏見を植えつけ，かつ不要な心配を生じさせ将来への希望をくじく可能性がある。
6. 減弱精神病症候群を最適な方法で定義するデータが現時点では不十分である。これは研究目的のためだけに適した診断であり，臨床実践のためのものではない。

第9章
Substance-Related Disorders and Addictive Disorders

物質関連障害および嗜癖性障害群

本章の構成

- DSM-5を読み解く上での注意：物質乱用と物質依存
- 物質依存（Substance Dependence）
- 物質乱用（Substance Abuse）
- 物質中毒（Substance Intoxication）
- 物質離脱（Substance Withdrawal）
- 物質誘発性精神病性障害（Substance-Induced Psychotic Disorders）
- DSM-5を読み解く上での注意：病的賭博（ギャンブル障害）と他の行動嗜癖

DSM-5を読み解く上での注意

物質乱用と物質依存

DSM-5はこれまで別々のカテゴリーであった物質乱用と物質依存を廃止し，単一の物質使用障害に統一している。DSM-IVの物質乱用に該当する人は嗜癖（addiction）の終末期の病像を持つ人と同一のカテゴリーに分類されることになる。

DSM-5は物質依存と物質乱用を一つにする理由として，これら二つには明確な境界が存在しないことが統計学的に示唆されるとし

ている。これについて学問的にも疑義があるという論争があり，概念的にも臨床的にもまったく理解が得られていない。DSM-5の精神疾患はどれも近縁の疾患との間に明確な境界はない。複数の疾患を一括することによって有益な情報が失われる場合があり，それ故別々の疾患に分割しておくべきであろう。物質依存と物質乱用を一つに統合することに明らかな利益はなく，三つの実質的な不利益が存在する。

1. **スティグマ**：物質の問題が間欠的，または一時的なものにとどまっており，しばしば，当人の状況や発達的な要因の影響を受けている人に"常用者（addict）"のレッテルを貼るのは不適当であり，不利益を与える。たとえば，大学生が週末に仲間と大酒を飲み，1回けんかした，または酩酊して車を運転したために1回逮捕されたような例が挙げられる。本人は明らかにすでに深刻なトラブル（より悪い結果に至るという）を抱えており，直ちに支援を要するかもしれない。しかしその彼を"常用者"とラベルすると，将来の結婚の機会や，就職活動，免許取得，保険加入，法的地位が台無しになるかもしれない。DSM-IVで定義されている物質乱用に該当する人は，ほとんど一過性の段階であり，本診断用語が意味する「嗜癖状態」(addicted)には決して達していない。歴史的にきわめて安易に"嗜癖（addiction）"の語が使用されてきたが，今般ほど安易に使用されたことはない。

2. **臨床情報が失われる**：物質乱用と物質依存とが一つに統合されることで，それらを区別する有益な臨床情報が失われる。完成した依存症者と，新規のおそらく一時的な物質乱用の問題をもつ人とでは，行動面，治療の必要性，予後に大きな相違がある。物質依存の診断名は，臨床医に，断酒が重篤な身体・精神的離脱症状を引き起こすことを予見させ，治療・回復の際の反応に特に注意するよう促すであろう。物質乱用への介入は，大量飲酒の有害な帰結に注意を向け，それから回避する方法や，危険の低いレクリエーション活動に置き換えることに力点が置かれる。予後も大きく異なる。早期の物質乱用の既往から物質依存に移行する人もいるが，ほとんどの人は物質依存には至らず，早期に回復しそれが続く。

3. **誤ったメッセージ**：上記の大学生の例で，彼が"嗜癖状態"にあるというメッセージは，以下の不幸な意味合いを持つ：物質

> がすでに彼の人生の中心的な役割を占めている；精神依存および／または身体依存と苦痛を伴う離脱症状のために物質を断つことはきわめて困難であろう。これらのすべては何らかの形で生物学的に，遺伝によって運命づけられ，彼のコントロールや変化させる能力を越えている。彼の個人としての責任は物質使用とその結果のために減弱している。"嗜癖状態"は自ら実現してしまう予言となり，自分や家族，学校，法制度に適した責任を有していないという強力な言い訳になる可能性がある。
>
> これらすべての理由のため，筆者はICDが承認している物質依存と物質乱用の区別を維持し，それらを鑑別するためにICD-9-CMコードを使用することを推奨する。

■ 物質依存

303.9	アルコール依存
304.40	アンフェタミン依存
304.30	大麻依存
304.20	コカイン依存
304.30	幻覚剤依存
304.60	吸入剤依存
304.00	アヘン類依存
304.60	フェンシクリジン依存
304.10	鎮静剤，催眠剤，または抗不安薬依存
305.1	たばこ依存
304.80	多物質依存
304.90	他の（または不明の）物質依存（物質を示すこと）

スクリーニングのための質問例

「アルコールや薬物の問題があると指摘されたことはありますか？」

診断典型例

物質依存の三つの特徴は，耐性，離脱，強迫的使用である。同じ効果を得るためにより多量の物質が必要になり（「耐性」），中止を試みると苦痛な身体・精神症状（「離脱」）が出現する。

薬物を楽しむよりもむしろ，それを必要としている状態となる。もはやその物質をコントロールすることができない。つまり物質が患者をコントロールし，患者は生活を棒に振っても使用せざるを得ないと感じる（「強迫的使用」）。患者は必死に中止しようとするが，できない。すなわち強い渇望によって患者は連れ戻され使用し続けることになる。

鑑別診断・除外すべき状態

- **娯楽的使用**：重篤な物質使用であっても，臨床的に著しい機能の障害や苦痛を引き起こしていないこともある。
- **物質乱用**：物質使用により著明なトラブルは起きているが，耐性や離脱，強迫的使用のパターンは存在していない。

診断のコツ

- **情報提供者**：物質依存の患者は，物質使用の程度や物質使用の生活への影響の重さについて過小判断をする特徴がある（さらに不十分な報告もする）。より完全で正確な事実を得るためには，本人ではない情報提供者からの情報を常に入手しなければならない。
- **臨床検査**：しばしば驚かされるが，断酒しているという誠実な患者の主張に何度失望したか，数知れない。

- **使用パターン**：生理学的依存や強迫的使用を引き起こしやすい薬物がある（例 アルコール，コカイン，覚醒剤，アヘン類，鎮静剤）。一方，強迫的使用のみを引き起こしやすい薬物もある（例 大麻，幻覚剤，吸入剤，ニコチン，フェンシクリジン）。
- **強迫的使用**：生活のすべてが物質使用中心になっていることが明らかであり，健康，家族，または仕事のためにやめなくてはならないと強く考えているにもかかわらずやめることができない。
- **娯楽的使用**：上述したとおり，臨床的に著しい機能の障害または苦痛が生じていなければ精神疾患とは見なされない。
- **娯楽的使用 vs. 強迫的使用**：両者の区別は困難であるが，物質使用から得られる快楽とデメリットの比率からみて了解可能であるか否かによって判断される。有害な結果が快楽を凌駕するか？その判断の合理性は，娯楽による楽しみの度合いと，それに対して臨床的に著しい苦痛または機能の障害の閾値を超える程度を判断するさまざまな個人，家族，文化，および臨床的解釈に影響される。
- **カフェイン**：強迫的なカフェインの使用は一般的であり，多くの人にとって無害であるため，ほぼ正常であり嗜癖とは考えられていない。
- **特定の状況下での寛解**：外的要因についてのDSM-IVの特定用語を使うのは有用である。外的要因は寛解を維持する上で重要な役割を果たす：もっとも一般的なものはアゴニスト治療を継続中の人（例 メサドン），または管理された環境下にある人（例 刑務所）である。
- **文化的要因**：飲酒についての考え方は，文化によって大きく違っている（地中海の人にとってワインを飲むことは生活の一部になっているが，イスラムでは飲酒は罪深い生活として禁止されている）。ワインを好むフランス人は生理学的に病みつきになった状態かもしれないが，臨床的に著しい苦痛または機能の障害が生じていないため物質依存の診断を満たすことはないだろう。
- **すべての評価において欠くことのできない物質依存**：物質依存

は，事実上すべての精神疾患の症状における頻度の多い潜在的因子である。こちらが意図して尋ねなければ発見されることはなく，尋ねても特に早期の評価の際には分からないことが多い。単身生活を送るすべての患者に対しては，物質使用と物質依存による影響の可能性を考慮しなければならない。

■ 物質乱用

305.00 アルコール乱用
305.70 アンフェタミン乱用
305.20 大麻乱用
305.60 コカイン乱用
305.30 幻覚剤乱用
305.90 吸入剤乱用
305.50 アヘン類乱用
305.90 フェンシクリジン乱用
305.40 鎮静剤，催眠剤，または抗不安薬乱用
305.90 他の（または不明の）物質乱用（物質を示すこと）

スクリーニングのための質問例

「アルコールや薬物のためにトラブルを起こしたことがありますか？」

診断典型例

　物質乱用は，著しく有害な結果が生じているものの，耐性や離脱，または強迫的使用のないものと定義される。典型的な物質乱用の患者は，挿話性の過量摂取の結果としてのトラブルを繰り返すが，それは間欠的（しばしば週末）である。物質を摂取したり中止することができたり，コントロールされた方法で使用したり，また

は完全に控えることができたりする時期が存在する。大量飲酒者がある時は悪い結果を起こし，ある時は平穏だが，またある時には破壊的な状況になる，といった具合である。何杯かの酒（または吸引，錠剤，マリファナたばこ）が過量摂取につながり，過量摂取は，酩酊下での運転そして／または自動車事故を起こして逮捕されること，バーでの喧嘩，飲酒や物質使用のための解雇，夫婦間の不和，親としての責任の放棄，浪費，時には犯罪への関与といった重大な（そして時には破局的なことさえある）結果を招くことはありうる。実際にそうしたことは多いが，患者は，そうした苦痛である経験を繰り返しても，そこから学ぶことはない。

鑑別診断・除外すべき状態

- **娯楽的使用**：物質を使用してもトラブルを引き起こすことはなく，臨床的に著しい苦痛または機能の障害はない。
- **物質依存**：耐性，離脱症状，および／または強迫的使用のパターンが存在している。

診断のコツ

- **情報提供者**：物質依存の項でも述べたように，患者は物質使用やそれによる問題について過小判断や報告をする。可能なら常に本人以外の情報提供者の同伴を求めるべきである。
- **臨床検査**：これも有益な情報源となる。
- **経過**：物質乱用が不安定な生活の安定したパターンになっている人もいるが，ほとんどの人はそこから抜け出すか，または物質依存に移行するからである。周期的な大量飲酒が連続的使用となり，飲酒の動機が娯楽から日常的に欠かせないものに切り替わると，閾値を超えて乱用から依存になる。
- **娯楽的な大量摂取**：物質乱用は，日常的に行われる大量の物質摂取とは区別しなければならない。大量摂取は，それが繰り返され

ていて，しかも臨床的に著しい苦痛または機能の障害を引き起こしていなければ，精神疾患には該当しない。
- **物質依存の家族歴**：家族歴は，物質乱用が最終的に物質依存に至る危険因子である。
- **他の危険因子**：早期発症，重症性および頻回の使用，または遺伝的に強い耐性が含まれる。
- **致死性**：物質乱用はもっとも危険な障害の一つである。中毒状態での1回の車の運転によって，自動車事故による多数の死亡者をもたらしてしまう。
- **予防**：物質乱用は，早期発見と積極的介入がもっとも重要な精神疾患の一つである。

■ 物質中毒

303.00 アルコール中毒
292.89 他の（または不明の）物質中毒（物質を示すこと）

スクリーニングのための質問例

「酔ったり，薬物でハイになったりしてトラブルを起こしたことがありますか？」

診断典型例

　物質中毒は，物質の摂取後，短期間に出現する症状と行動の複合からなる。通常は短時間持続してから元の状態に回復する。物質によって特徴的な中毒のパターンがあり，娯楽的使用が広がる要因になっている。

　中毒によって生じる一般的な問題は，認知機能障害，知覚障害，覚醒度の低下または亢進，判断力の低下，情動不安定，衝動性，易

刺激性，睡眠障害，怒りや性衝動の脱抑制，および無謀な行動である。物質中毒の診断は精神疾患の存在を示唆することを意味する。

鑑別診断・除外すべき状態

- **娯楽的使用**：予想可能な娯楽的な反応や，臨床的に著しい苦痛または行動面に障害が認められない認知機能障害を物質中毒と診断すべきではない。

■ 物質離脱

291.81　アルコール離脱
292.0 　他の（または不明の）物質離脱（物質を示すこと）

スクリーニングのための質問例

「アルコールや薬物の使用を止めようとして困るような症状が出たことがありますか？」

診断典型例

物質からの離脱の多くは，物質中毒の結果からの反動として出現する精神的・身体的症状の複合からなる。物質中毒と同様に，臨床的に著しい苦痛または行動面の障害を引き起こしていない離脱症状に対して，精神疾患としての物質離脱の診断を下す必要はない。離脱症状は，物質の種類や使用のパターン・期間によって異なるが，通常数日から数週間持続する。

鑑別診断・除外すべき状態

- **娯楽的使用からの単純な離脱**：繰り返しになるが，臨床的に著しい苦痛または行動面の障害を引き起こしていない離脱症状に対して，精神疾患の診断は必要ではない。

■ 物質誘発性精神障害

スクリーニングのための質問例

「あなたのアルコールや薬物の使用について教えてください」

診断典型例

すべての精神疾患（精神病性障害，双極性障害または抑うつ障害，不安障害／不安症，強迫性障害／強迫症，性機能不全など）は物質使用によって引き起こされ，増強されうる。

物質は広く使用されているが，しばしば過小に報告されている。診断されるべき精神医学的問題の隠れた要因として大きな割合を占めている。物質使用について質問し，症状表出への役割を検討することは常に必要である。

特定の物質誘発性障害は，本書の他の章に示されている，病状がきわめて似ている，物質に関連しない精神疾患のところで取り上げた。それによって鑑別診断が行いやすくなる。

診断のコツ

- **物質使用の重要性**：上記でも強調したが，物質使用によってすべての精神疾患が引き起こされ，増強されうる。物質は広く使用されているが，しばしば報告されなかったり，過小に報告されたり

する。物質使用について質問し，精神疾患の症状表出の可能性を検討することは常に必要である。
- **病像における混乱**：精神疾患において物質使用が存在すると，診断は困難となり，治療の効果が弱まる。
- **原因と結果の同定**：以下の問題がしばしば不明確になりやすい：（1）物質使用が精神科的問題を引き起こしているのか，（2）物質使用が二次的な自己治療の手段になっているのか，（3）物質使用と精神疾患は独立しているのか。発症時期を継時的に評価し，病像のなかで物質使用が目立っているのか，また精神症状が物質による特徴的な症状であるのか，について評価しなければならない。
- **当事者を物質からやめさせる**：診断を確定させる最良の方法は，患者を治療するのにも最良の方法でもある──つまり物質を中止させて何が生じるかを観察することである。もちろん言うのは簡単だが実行するのは難しい。
- **物質中毒・物質離脱との関連**：物質誘発性精神障害が特異的で，重症，持続的な場合，その診断は物質中毒や物質離脱の診断よりも優先される。しかし症状が持続的ではないか，または通常の中毒または離脱で想定されるものよりも重症でなければ，物質誘発性精神障害と診断すべきではない。

DSM-5を読み解く上での注意

病的賭博（ギャンブル障害）とその他の行動嗜癖

DSM-5の物質関連障害と嗜癖性障害の項には，病的賭博（ギャンブル障害）が含まれ，行動嗜癖（Behavioral Addiction）という新たな問題のある概念が導入された（病的賭博のより詳細な議論は第12章を参照）。幸いなことに，DSM-5で当初示されていた他の行動嗜癖は正式な診断として採用されなかった。しかし，ビデオゲーム，セックス，買い物，運動，仕事等への"嗜癖"がますます一般的になり，しかも安易に精神疾患と判断される危険性が存在していることに留意すべきである。

行動嗜癖の論理的根拠

行動嗜癖の論理的根拠は，強迫的な行動と強迫的な物質使用が類似した主観的体験をもたらし，同じ臨床パターンで経過し，同じ神経ネットワークに由来すると想定されることから，同じ治療に反応するというものである。"嗜癖"概念の背景には，当初は快感を伴う娯楽として意図された物質使用（または行動）がやがて強迫的に行われるようになるという考えにもとづく。行動はもはや快感をもたらすものではなくなるが，それが深くしみこんでいるために，ネガティブな結果が増えて積み重なっていくにもかかわらず，それを繰り返し行うようになる。主観的には，当事者は物質や行動のコントロール感覚の喪失が強くなっていくことを自覚し，それどころかその物質や行動にますますコントロールされていると感じるようになる。

問題：強迫と娯楽による喜び

しかし，行動嗜癖の発想には根本的な問題が存在する。繰り返し（たとえ出費が多くても）快感を求めることは人間の本性の普遍的な部分であるのに対し，報酬をもたらさない強迫的な行動はまれである。しかし，この二つを区別することはきわめて困難である。行動嗜癖は，狭義の（おそらく時には）適切な使用法から急速に広がり，楽しみで行っていて問題を引き起こすことのないすべてのことに広く間違った形で使われるようになる可能性がある。

行動嗜癖という新たなカテゴリーによって，新たに数百万の潜在的な"患者"が恣意的に生み出される可能性がある。このラベルは，快楽を求めるすべての行動を医学化し，無責任な行動を過剰に追求することの言い訳に使われる"病者役割"を与えることになる。

物質関連障害および嗜癖性障害群

第10章
Neurocognitive Disorders

神経認知障害群

本章の構成

- せん妄 (Delirium)
  - 他の医学的疾患によるせん妄（医学的疾患を示すこと）
    (Delirium Due to Another Medical Condition
    〈Indicate the Medical Condition〉)
  - アルコール誘発性せん妄 (If Alcohol-Induced)
  - 他の物質誘発性せん妄（物質名を示すこと）
    (If Induced by Any Other Substance 〈Indicate Substance〉)
  - 特定不能のせん妄 (Unspecified Delirium)
- 認知症 (Major Neurocognitive Disorder)
  - アルツハイマー病による認知症
    (Major Neurocognitive Disorder Due to Alzheimer's Disease)
  - 血管性認知症 (Major Vascular Neurocognitive Disorder)
  - 外傷性脳損傷による認知症
    (Major Neurocognitive Disorder Due to Traumatic Brain Injury)
  - パーキンソン病による認知症
    (Major Neurocognitive Disorder Due to Parkinson's Disease)
  - レビー小体病を伴う認知症
    (Major Neurocognitive Disorder with Lewy Bodies)
  - HIV感染による認知症
    (Major Neurocognitive Disorder Due to HIV Infection)
  - 前頭側頭型認知症
    (Major Frontotemporal Neurocognitive Disorder)
  - ハンチントン病による認知症 (Major Neurocognitive Disorder Due to Huntington's Disease)

- プリオン病による認知症
    (Major Neurocognitive Disorder Due to Prion Disease)
- アルコール誘発性認知症 (If Alcohol-Induced)
- 他の物質誘発性認知症（物質名を示すこと）
    (If Induced by Any Other Substance 〈Indicate Substance〉)
■ 軽度認知症 (Mild Neurocognitive Disorder)
■ DSM-5を読み解く上での注意：軽度認知症
■ 特定不能の神経認知障害 (Unspecified Neurocognitive Disorder)

せん妄

293.0　他の医学的疾患によるせん妄（医学的疾患を示すこと）

その医学的疾患に応じて，個々の診断名を具体的に示すこと（例 HIV脳炎によるせん妄）。

物質誘発性せん妄

291.0　アルコール誘発性
292.81　他の物質誘発性（物質名を示すこと）
780.09　特定不能のせん妄

せん妄全般のスクリーニングのための質問例

情報提供者に対して ──「ご主人は混乱して，奇妙な行動をしていませんか？」

患者に対して ──「あなたの隣に座っている女性はどなたですか？ ここはどのような場所でしょうか？ この女性はなぜあなたをこ

こへ連れてきたのですか？ いまの季節は何ですか？ 今年は何年でしょうか？ いま，一日の中のどの時間帯でしょう？ 朝は何を食べましたか？ 100から3を引いてください。そこからさらに3を引いて，それを続けてください。『WORLD』の綴りを逆から言ってください」

せん妄全般の診断典型例

　せん妄は，迅速な診断と積極的な介入を必要とする，切迫した危険な医学的緊急事態を意味することが多い。通常，発症は突然で，経過は短い。患者は(1)回復するか，(2)永続的な脳障害を負うか，(3)死亡する。死亡する場合は，基礎疾患が原因になることもあれば，まとまらない衝動的行動が原因になることもある。

　せん妄は，注意力，思考力，感情，行動のあらゆる側面を著しく損なう。症状は多彩で，重症度はときに分刻みで変動する。意識は混濁し，注意力は途切れがちになる。気が散り，混乱し，集中することができない。現実検討は乏しく，環境を認識ができる状態とできない状態を行き来する。多くの場合，時間と場所の見当識を失い，ときには人に対する見当識さえ失うことがある。あらゆる認知機能が損なわれ，判断力は低下するか皆無となる。知覚の歪みが生じやすく（特に錯覚または幻視），現実に対する甚だしい誤解や，明らかな妄想さえ示すことがある。感情は不安定で，激しく，抑制がなくなり，人に恐怖を与えることも多い。睡眠過多または睡眠不足となったり，通常の睡眠覚醒周期が逆転したりすることもある。日中の状態は思わしくないが，たいてい，夜になるとずっと悪化する。激しい興奮を示しがちで，攻撃的な言葉遣いや身体的な暴力を伴うことがある。せん妄は明白で見誤りようがないケースが多いが，特に，機能が低下した静かな患者が目立たぬ形の混乱をきたしたときなどには，きわめて見逃しやすくなる。

鑑別診断・せん妄全般において除外すべき状態

- **認知症**：認知の問題が長期間持続し，安定していて，急性の意識混濁はない。
- **認知症とせん妄の併発**：この二つが同時に起きることは少なくない。
- **複数の病因によるせん妄**：たとえば，物質乱用の患者が頭部外傷を負った場合や，重度のうっ血性心不全の患者が8種類もの薬剤を服用している場合は，せん妄を起こす可能性がある。
- **物質中毒または物質離脱**：せん妄はその物質がもたらす一般的な症状にすぎない。
- **主診断が精神病性障害**：この場合，幻視より幻聴のほうが多い。
- **主診断が双極性障害，抑うつ障害，または不安障害／不安症**：パニック，不安，興奮，抑うつが顕著で，意識の変化も混乱も幻視もない場合は，この可能性を検討する。
- **急性ストレス障害または心的外傷後ストレス障害（PTSD）**：混乱と興奮は神経学疾患ではなく，心理的な外傷に起因している。
- **詐病**：混乱や失見当識を装うことが何らかの利益になりうる場合，この可能性を検討する。

せん妄全般の診断のコツ

- **せん妄は医学的緊急事態である**：治療しなければ脳に障害を与え，命にかかわるということを決して忘れてはならない。速やかに判断し，行動しなければならない。
- **診察の必要性**：ただし，一人で判断し，行動するのではなく，なるべく早く身体医学的な診察を受けさせる必要がある。
- **疑ってかかる必要性がある**：実際には急性脳損傷をみつけて，治療しなくてはならない時に，せん妄の原因が原発性の精神疾患だと思い込んではならない。せん妄の鑑別診断を開始したならば，精神状態の評価と並行し，繊細な脳がさらに損傷を受ける前に，潜んでいるかもしれない身体医学的原因の特定と治療に向け，緊

神経認知障害群

急検査を行う必要がある。
- **薬剤の過量摂取**：高齢患者は複数の薬剤を内服している場合が多いが、高齢化した腎臓や肝臓では、それを完全に代謝しきることが難しい。そのために薬剤の相互作用や過量摂取が高齢者のせん妄の主な原因になっていることから、まずそれを疑うべきである。
- **せん妄 vs. 主診断が精神病性障害、双極性障害、抑うつ障害**：幻視がある場合は常にせん妄を考慮し、迅速に行動しなければならない。精神病性障害、双極性障害、抑うつ障害では、幻視が現れることはまれである。また、通常、せん妄の初発年齢の方が、はるかに高い。
- **せん妄 vs. 急性ストレス障害**：たとえば交通事故後などトラウマ的な出来事があった後、恐怖、混乱、興奮、驚愕、自律神経系覚醒などを PTSD 様症状と誤認し、幻視をフラッシュバックと誤認すれば、せん妄を見逃す恐れがある。
- **「夕暮れ症候群」**：夜間は見当識を助ける手がかりが減るため、症状が悪化する。また、睡眠覚醒パターンの逆転も起きる。夕暮れ症候群を防ぐには、常夜灯をつけたり、注意を払ったり、見当識のための手がかりを提供するといった方法を試したりする。
- **ストレス、環境の変化、軽症の疾患、疼痛または、過剰投薬**：これらはすべて、認知症の者にせん妄を引き起こす可能性がある。
- **環境の構造化**：写真、カレンダー、日課、馴染みのある物や知っている人の存在は、見当識を助け、混乱の軽減に役立つ。繰り返しになるが、常夜灯の活用は効果的である。
- **脳波所見**：判断に迷うケースでは、脳波の全体的な徐波化が、せん妄の診断の判断根拠につながる場合がある。
- **静かな患者**：興奮を伴うせん妄で問題行動を起こす患者は、十分な注意をはらわれていることが多い。一方、機能が低下し、問題行動を起こさない静かな患者のせん妄を見逃さないように気をつけなければならない。

■ 認知症

　DSM-5では，Dementiaという用語が消え，かわりにMajorおよびMild Neurocognitive Disorderという用語が登場した。本章の最後の「DSM-5を読み解く上での注意」欄に，筆者が軽度認知症（Mild Neurocognitive Disorder）に抱いている大きな懸念を記しておいたので，参照していただきたい。また，わかりやすくするため，以下の診断名と，本項の記述には，従来どおり認知症という用語を使うものとする。

294.xx アルツハイマー病による認知症
　.10　行動の障害を伴うもの
　.11　行動の障害を伴わないもの
290.xx 血管性認知症
　.40　併発症状のないもの
　.41　せん妄を伴うもの
　.42　妄想を伴うもの
　.43　抑うつ気分を伴うもの
294.xx 外傷性脳損傷による認知症
　.10　行動の障害を伴うもの
　.11　行動の障害を伴わないもの
294.xx パーキンソン病による認知症
　.10　行動の障害を伴うもの
　.11　行動の障害を伴わないもの
294.xx レビー小体病型認知症
　.10　行動の障害を伴うもの
　.11　行動の障害を伴わないもの
294.xx HIV感染による認知症
　.10　行動の障害を伴うもの

神経認知障害群

.11 行動の障害を伴わないもの
294.xx 前頭側頭型による認知症
 .10 行動の障害を伴うもの
 .11 行動の障害を伴わないもの
294.xx ハンチントン病による認知症
 .10 行動の障害を伴うもの
 .11 行動の障害を伴わないもの
294.xx プリオン病による認知症
 .10 行動の障害を伴うもの
 .11 行動の障害を伴わないもの

物質誘発性認知症

291.2　アルコール誘発性
292.82　他の物質誘発性（物質名を示すこと）

認知症全般のスクリーニングのための質問例

「（ご本人の）記憶力が大幅に低下しましたか？」

認知症全般の診断典型例

「いま，諸君が目にしているのは，かつてはそれなりに有能だった人間の成れの果てです」。これは私が医学部で出会った最初の患者が語った，忘れられない言葉である。この男性は認知症中期にある内科医で，自らの認知機能の低下を恐ろしいほど客観的な正確さで説明していた。最初は軽い記憶障害から徐々に始まっていったが，その程度はきわめて深刻になっていた。子どもの頃のささいなエピソードはまだ思い出すことができ，また多くの医学疾患も正確に説明することもできたが，その日の朝に何を食べたか，いましが

た自分が何を話したかは覚えていなかった（同じことを1時間で15回も繰り返して言うこともあった）。かつては医師としての仕事を有能にてきぱきとこなしていたが，いまや小切手帳を扱うことも，釣り銭を計算することも，人と会う約束をしてその約束を守ることも，メニューから注文したいものを選ぶこともできない。時に，自宅からフラフラ出ていったことも何度かあり，近所の人や警察の助けなしには帰宅もできなくなった。認知症がさらに重症化すると，家族の顔を忘れたり，言葉を使うことや，ものの名前を思い出すことが非常に困難となり，着替えや歯磨きなどの簡単そうに見える作業にまごついたり，身の回りのものを認識して，その用途を理解することが難しくなったりする（例10セント硬貨と1ドル硬貨の違いや，ヘアドライヤーの使い方などがわからなくなる）。また，攻撃的衝動や性的衝動の脱抑制，判断力の低下，衝動的な行動が現れる場合もある。一生かかって貯めた貯蓄を数カ月で使いきってしまうこともある。本人は認知症が引き起こす問題に往々にして気づかず，他人につけ込まれやすい場合もある。

鑑別診断・認知症全般において除外すべき状態

- **年齢に関連した認知機能の低下**：症状は緩徐に進行し，年齢相応であって，自立性を失うことや，臨床的に著しい苦痛または機能障害をもたらすことはない。この場合は780.9というコード番号をつける（第18章を参照のこと）。
- **せん妄**：認知機能障害が急性で，意識混濁が顕著。
- **認知症とせん妄の併発**：前述のように，この二つは同時に起きることが少なくない。
- **知的能力障害（知的発達障害）**：認知機能障害の発症が18歳以下。
- **物質中毒または物質離脱**：いずれの場合も，本人の実際よりも認知機能が大幅に低下しているように見えることがある。
- **主診断が気分障害**：認知機能障害は抑うつエピソードに限定されている。

- **統合失調症**：認知機能障害はあるが，発症が早期で，異なったパターンを示す。
- **詐病**：本人にとって何らかの明らかな利益がある。ニューヨーク市のマフィアのリーダーがその一例だった。この男は長年，パジャマ姿で街を徘徊し，独り言をつぶやき，錯乱したような振る舞いを見せていたが，目的はFBIに「こいつがまだ犯罪集団のボスであるはずはない」と思わせることにあった。

認知症全般の診断のコツ

- **注意深く慎重な診断を行う**：事柄を思い出せない，人の顔を忘れる，名前が出てこないといったケースすべてに認知症が潜んでいると考えてはならない。認知機能の低下は正常な老化現象の一つであって，認知症を検討すべきなのは，認知機能の低下の程度が予期される範囲をはるかに超え，顕著な機能障害を引き起こしている場合のみである。
- **注意深い身体的，神経学的評価を行う**：認知症様症状を引き起こす回復可能な要因を除外するため，身体的な精密検査を受けるよう勧める。
- **情報提供者**：認知症の症状の一つは，患者が自らの病気にほかの誰よりも気づきにくいことである。患者とかかわりのある人から，なるべく多くの情報を得るようにする。
- **臨床検査**：誰もがみな，アルツハイマー病の生物学的検査が行えるようになる日を心待ちにしていて，どうやら数年後にはそれが現実になりそうである。しかし，効果的に治療できないのなら，検査ができてもあまり意味はないという側面もある。効果的な治療が可能になる日は，まだはるか先のようである。
- **認知症は包括的な疾患である**：認知症の主症状は認知機能障害であるが，脳機能の障害は広範におよび，感情と行動にも甚大な影響を与える。
- **認知症vs. 主診断が双極性障害または抑うつ障害**：認知症と，双

極性障害または抑うつ障害は互いによく似ている場合がある。識別することは往々にして難しく，一方を他方として誤診することがある。問題をさらに複雑にしているのは，認知症と，双極性障害または抑うつ障害が併発しうることである。鑑別診断には，慎重な身体的，神経心理学的評価と，精緻な長期観察が必要である。双極性障害または抑うつ障害に深刻な認知機能障害が伴うときは必ず，認知症を引き起こす予防可能な要因を特に入念に探すべきである。

- **実践的な精神状態の評価**：記憶障害が日常機能に与えている影響を見きわめるため，患者の現在の生活に直結した質問をする。「駐車場で自分の車が見つからなくなることや，帰り道がわからなくなることがありますか？」，「ガスコンロをときどき消し忘れることがありますか？」，「知っているはずの人の顔がわからないことがありますか？」
- **安全が第一**：患者が自らに危害を及ぼす可能性を評価すること（例 台所用品の使い方を間違える，浴室で転倒する，道に迷う，攻撃的になる，性的に不適切な行動をとる，金銭的な被害に遭う）。
- **運転**：なぜ特別にこの項目を設けたかというと，人は道路を走る権利を手放すことを頑なに拒むうえ，自分の運転技術の衰えについて特に判断を誤りがちだからである。自分自身だけでなく，小さい子どもなど，他人の命まで奪ってしまう可能性を強調する必要がある。家族に対しては，問題が起きる前に先手を打ち，鍵を預かり，地域の自動車局に相談するよう勧めてほしい。これは患者を罰しているのではなく，合理的な対応をとっているだけである。
- **環境の工夫**：生活の中のややこしさを減らす。ヘルパーを利用する。見当識を助ける手がかりを多く配した，安心できる環境を作る。
- **破局反応**：認知症の患者はときどき「感情失禁」を起こす。受けたストレスにとうてい見合わないような過剰な怒り，悲しみ，恐怖の反応を示すのである。このような過剰反応に，こちらも過剰反応を示してはならない。患者はたいてい，すぐに落ち着きを取り戻し，何ごともなかったかのように次の行動に移る。

- **転倒**：認知症は危険因子の一つである。身の回りからなるべく障害物を取り除く必要がある。

軽度認知症

DSM-5には軽度認知症（Mild Neurocognitive Disorder）という新たな診断カテゴリーが追加されているが、筆者はこれを使用しないよう強く勧める。以下を参照していただきたい。

DSM-5を読み解く上での注意

軽度認知症（Mild Neurocognitive Disorder）

DSM-5は軽度認知症という新たな診断カテゴリーを設けているが、その目的は、認知症（Major Neurocognitive Disorder）の診断に現在はまだ該当しないものの、将来は該当しそうな問題を抱えた人を見きわめることにある。定義によると、軽度の認知機能障害はあるが、まだ自立性が損なわれたり、日常的な作業ができなくなったりはしていない状態だという。この診断名の使用には重大な問題を多くはらんでいるため、まだ「機が熟して」いないと筆者は考える。

1. **偽陽性率の高さ**：年齢とともに身体能力は徐々に落ちていくのと同じように、認知機能も自然に低下しはじめる。「疾患」と呼ぶべき状態と、起こって当然の老化との間に、明確な境界線はない。特に、過去の基本的な機能レベルや、自分自身への期待、直視すべき認知機能の問題に大きな個人差があることを考えれば、線引きはなおさら難しい。偽陽性の発生率は容認しがたいほどの高さであり、おそらく50％を超えるだろう。

2. **当てにならない臨床基準**：DSM-5における軽度認知症の定義は、正確性と信頼性がきわめて低い臨床基準に基づいている。

3. **生物学的検査の役割**：軽度認知症を正確に診断するためには、間違いなく生物学的検査が必要だろう。そして、生物学的検査

は近い将来，可能となるであろう．今後数年以内に，アルツハイマー病の前駆症状を見きわめる客観的な臨床検査手法が開発されそうなのである．そのような検査を標準化し，適切な設定値や結果のパターンを決め，研究の段階から一般臨床の段階に移行させるという壁を越えるには，まだ多くの課題が残っているが，ゴールはすでに見えていると考えられる．このような科学の進歩の速さを考えると，いま，不確かで未検証の臨床基準に基づいて軽度認知症を診断しようとするのは，明らかに拙速である．前駆症状を見つけるのに，より正確な生物学的検査がいまにも実現しようとしているとき，劣った臨床診断法をあわてて導入しても，何のメリットもないであろう．

4. **いらぬ不安とスティグマを生み出すのみ**：現在，軽度認知症に効果的な治療法はなく，近い将来，それが現れる兆しもない．この診断名は，正しく診断された本人にさえもほとんど実質的利益をもたらさない．不正確で不安を生む可能性が高いうえ，何らかの対策を導入できるわけでもないのなら，好ましくない診断名で本人をいたずらに恐れさせる必要はないだろう．

5. **臨床の場で使うには時期尚早な概念**：軽度認知症は現在の臨床の現状を無視した，一般的に臨床使用するには早すぎる研究概念である．

　臨床検査で確立できるようになるまで，筆者は軽度認知症という診断名を現時点では使わないよう勧めたい．不確かな臨床基準に基づいた診断は，危険で，検証もされておらず，妥当でなく，不正確である．そのため，利益よりはるかに多くの害をもたらす可能性がある．「何よりも害をなすなかれ（first, do not harm）」．

■ 294.8　特定不能の神経認知障害

　認知機能障害の原因がせん妄なのか，認知症なのか，あるいは両方なのか定かでないというケースは珍しくないが，そのような状況に特定不能の神経認知障害は，有用なカテゴリーである．

第11章
Personality Disorders

パーソナリティ障害群

本章の構成

- 境界性パーソナリティ障害（Borderline Personality Disorder）
- 反社会性パーソナリティ障害（Antisocial Personality Disorder）
- 自己愛性パーソナリティ障害（Narcissistic Personality Disorder）
- 演技性パーソナリティ障害（Histrionic Personality Disorder）
- 強迫性パーソナリティ障害
  （Obsessive–Compulsive Personality Disorder）
- 回避性パーソナリティ障害（Avoidant Personality Disorder）
- 依存性パーソナリティ障害（Dependent Personality Disorder）
- 妄想性パーソナリティ障害／猜疑性パーソナリティ障害
  （Paranoid Personality Disorder）
- スキゾイドパーソナリティ障害／シゾイドパーソナリティ障害
  （Schizoid Personality Disorder）
- 統合失調型パーソナリティ障害（Schizotypal Personality Disorder）
- 他の医学的疾患によるパーソナリティ変化（医学的疾患を示すこと）
  （Personality Change Due to Another Medical Condition
  〈Indicate the Medical Condition〉）
- 特定不能のパーソナリティ障害（Unspecified Personality Disorder）
- DSM-5を読み解く上での注意：特定不能のパーソナリティ障害は法廷で使用すべきでない
- DSM-5を読み解く上での注意：DSM-5第3部に収録されたパーソナリティ・ディメンジョン

パーソナリティ障害全般のスクリーニングのための質問例

「ものごとに対する特定のやり方や，人とのかかわり方のために，何度も何度も同じようなトラブルに陥ったことはありますか？」

パーソナリティ障害全般の診断典型例

シェイクスピア（Shakespeare）の『ジュリアス・シーザー』の中で，キャシアスは「ブルータスよ，悪いのは星まわりではなく，われわれ自身なのだ……」と述べている。性格はその人の運命に強く影響する。その人の周囲に対する見方や反応が，その人に対する周囲の見方や反応をおおかた決定する。「パーソナリティ」とは，考え方，感じ方，人とのかかわり方，振る舞い方の持続的なパターンで，その人らしさを形成するものである。このパターンこそが他者との関係のありようを決める。パーソナリティ障害があると，否定的な予測と否定的な自己実現予測の悪循環が生まれる。パーソナリティの正常な気質がパーソナリティ障害となるのは，柔軟性が失われ，その人が個々の場面のニーズに適応できなくなったときである。パーソナリティ障害の診断が下されるのは，結果として生じた問題が臨床的に著しい苦痛または機能の障害をもたらしている場合に限られる。

各パーソナリティ障害の診断典型例

301.83　境界性パーソナリティ障害

患者の人間関係は濃密で，失望を招きやすい。相手に大きな期待ばかりを抱き，それが激しいけんかや落胆につながる。見捨てられることを恐れながらも，非現実的な要求や，やむことのない怒り，「自分は拒絶される」という否定的な自己実現予想によって，人を遠くへ追いやってしまう。喪失体験をしたとき，あるいは体験したと思い込んだとき，自殺企図や自傷──たいていはカミソリかタバ

コによる──に至る場合がある。不安定な人間関係を繰り返し築き，自己感が不安定で，衝動的な性的行動と攻撃的行動を示すこともある。生涯の自殺率は高い（10％）ものの，死を回避できた者は，中年になると改善や落ち着きを見せる場合が多い。

301.7　　反社会性パーソナリティ障害

　この人たちは早くから問題を抱え，早期の症状として素行障害／素行症が生じ，少年非行の段階を経て，利己的かつ操作的に冷酷な成人となる。他者に関心を抱くのは，相手から何かを引き出せる場合に限られる。一見，魅力に満ちあふれているため，心の冷たさや計算高さには気づかれにくい。人を欺き，だまし，操作するが，他人に大きな危害を加えてもそれへの同情や自責の念は覚えない。向こう見ずで，衝動的で，法律に違反しがちである。反社会性パーソナリティ障害は特に犯罪者の間で多く見られ，暴力と自殺の予測因子である。幸いにも，境界性パーソナリティ障害と同様，中年になると改善することが多少ある。

301.81　　自己愛性パーソナリティ障害

　患者は自らの世界の中心であり，あらゆる点で特別な存在である。目立ちたがったり，有名人との関係を吹聴したりして，自分が伝説的人物のつもりでいる。自信過剰で権利意識が強いため，他者の都合や悩みや感情など気にも留めない。傲慢で，高飛車で，尊大で，他者に敬意と称賛を求める。あまりにも非現実的な期待に自分や周囲が応えられないと，たびたび失望を味わったりする。

301.50　　演技性パーソナリティ障害

　『欲望という名の電車』の主人公と同様，患者は常に，自己顕示欲の強いパーティの華である。愛想を振りまき，肉体的な魅力を用い，誘うような素振りを見せて，その場の主役でいようとする。患者の人間関係は濃密で，感情は激しいが，関係も感情も深いものではなく，常に変化している。

株のインサイダー情報を知っているとか，テニスがうまいなどと自慢して，注目を集める。患者の興味や態度は，他者や，そのとき演じている役柄に影響されやすい。大胆に振る舞い，恋愛ではすぐに相手と親密な仲になるが，すぐに飽きられ，自分は正当に評価されていないと感じることが多い。

301.4　強迫性パーソナリティ障害

この人たちは完璧主義者であるとともに，頭は固く，細かいこともすべて適切に処理せずにはいられない。他の人の注意力にはまったく信用が置けないため，人には仕事を任せられない。生活を支配しているのは，決まりごと，スケジュール，厳格な日課である。仕事に神経を使うあまり，気の向くままに行動することも，くつろぐことも，深い人間関係を築くこともできない。金銭だけでなく，感情や愛情も出し惜しみし，「自分のやり方に従わないのなら，ここから去れ」という絶対的なルールを明確に伝える。

301.82　回避性パーソナリティ障害

この人たちは怯えていて，人づき合いを苦手とし，批判や拒絶にきわめて敏感である。新たな社会的接触に直面すると，屈辱を受ける可能性を恐れ，恥をかく危険性から逃避する。安全な殻から抜け出す必要があるかもしれないため，新しい仕事や社会的関係はすべて，即座に拒否したほうがはるかに楽なのである。スキゾイドパーソナリティ障害／シゾイドパーソナリティ障害の人とは異なり，人間関係を強く求め，たいていは気を許せる親しい旧友を何人かもっている。

301.6　依存性パーソナリティ障害

この人たちは自分を愚かで弱いと感じていることが多い。身の回りのこともできなければ，何かを決めることも，一人でいることもできないと思っていたりする。人からの手助けが必要であるため，人の言うことを聞き，媚びへつらい，自分より人の都合や考えを優

先させる。誰かが自分の世話をし，保護し，愛情を与え，人生の方向を決めてくれるように，必要なことは何でもしたりする。

301.0　妄想性パーソナリティ障害／猜疑性パーソナリティ障害

世界は危険な場所で，人は決して信用できない。身近な人さえ（もしかしたら，そのような人こそ）信じてはならない。何者かに利用されたり，笑いものにされたり，陰謀を企てられたりしていないかと，患者は常に警戒していなければならない。考えや気持ちは一切，人に打ち明けない。その内容は自分を陥れるのに使われるに違いないからである。受けた侮辱は決して忘れず，恨みを手放さず，不当な行為を発見して非難するチャンスは逃さない。

301.20　スキゾイドパーソナリティ障害／シゾイドパーソナリティ障害

この人たちは基本的に，とにかく一人にしておいてほしいと思っている。他者と接することは空疎で，そこには楽しみも，感情も，安らぎも，意味もない。もっとも孤独な部類の職業を選び，一人で暮らし，デートを避け，真の友達をもたない。他者からは「取っ付きにくい人」——扱いにくく，冷ややかで，人と接するあらゆる場面で改まった態度をとる——と見なされる。

301.22　統合失調型パーソナリティ障害

まとまりのない言動や感情の鈍化は見られるが，統合失調症と診断されるような妄想や幻覚はない。奇異な思考と行動，奇妙な信念，変わった知覚体験はあるが，いずれも一貫して，明らかに精神病的というほどではない。これらの症状と行動は早期に現れ，その人らしさの一部であり，通例，一生を通じて持続する。

注——統合失調型パーソナリティ障害の人たちの多くは現在，アスペルガー障害と診断されている（または自己診断している）。近年，アスペルガー障害のほうがはるかに社会的に受容され，米国ではインターネット上での充実した援助コミュニティを利用でき，学校その他のサービスにも受け入れられやすいからである。

310.1　他の医学的疾患によるパーソナリティ変化
　　　　（医学的疾患を示すこと）

　パーソナリティ障害は必ず人生早期の発症で始まり，持続的な経過をたどる。一方，人生の後期からのパーソナリティが変化または悪化したように思われる場合には，身体疾患または神経疾患（例　頭部外傷や脳腫瘍など）によるパーソナリティ変化の可能性を検討すること。

301.9　特定不能のパーソナリティ障害

　これまでに示した中で2種類以上のパーソナリティの特徴を示しながら，いずれも単独ではパーソナリティ障害と診断するほど重症ではないというケースも多い。そのような特徴の組み合わせが，臨床的に顕著な苦痛または機能障害を引き起こしている場合，特定不能のパーソナリティ障害を用いることができる。

DSM-5を読み解く上での注意

特定不能のパーソナリティ障害は法廷で使用すべきでない

　特定不能のパーソナリティ障害という診断名が，「性暴力加害者」の司法の審理で不適切に使用されることがある。この診断名は本質的に信頼性が低いため，司法での公聴会の中で専門医が用いるのにはふさわしくないと筆者は考える。

鑑別診断・パーソナリティ障害全般において除外すべき状態

- **正常なパーソナリティの気質**：臨床的に顕著な苦痛も機能障害もない。
- **他の精神疾患**：問題行動は，別の精神疾患の発症後に現れ，その疾患が軽快すると当該問題も落ち着く。

- **物質使用障害**：問題行動は，物質中毒または物質依存によってのみ生じる。
- **医学的疾患によるパーソナリティ変化**：疾患の例として，頭部外傷や脳腫瘍が挙げられる。
- **適応障害**：行動は，外的ストレスに対する一過性の反応である。

診断のコツ

- **評価すべきタイミング**：抑うつエピソード，躁病エピソード，その他の精神疾患のエピソードの最中に，その人のパーソナリティ障害の有無を評価するのは賢明ではない。そのようなエピソードは必然的に，通常のパーソナリティの機能レベルに影響する（たいてい悪化させる）か，通常のレベルを見きわめにくくしてしまう。同じ理由から，離婚，失業，死別といった人生の危機の最中も，パーソナリティの評価は延期したほうがよい。
- **評価の対象**：パーソナリティ障害に内在する問題だが，患者は多くの場合，自分の情報を十分に提供してくれない。自己愛性パーソナリティ障害の人は，共感の欠如や，誇張癖や，他者に対する搾取的な扱いなど自覚していないだろう（それを人に打ち明ける可能性はさらに低い）。また，反社会性パーソナリティ障害の人に，率直な自己評価を期待することもできない。情報源は多ければ多いほどよい。家族，友達，各種の記録を参考にすれば，より完全で正確な臨床像が描ける。
- **評価の方法**：パーソナリティ障害を評価するには，標準化された信頼できる面接法がある。しかし，一般的な臨床現場にとって，そのような面接法は時間と訓練を要しすぎる。そのため，上記のパーソナリティの類型から患者の現在の行動に適合するものを選ぶときは，臨床上の勘に頼らざるを得ないだろう。パーソナリティ障害があることを確定するためには，発症年齢が低いこと，その特徴が持続的であること，それが一人の人間や一つのストレス，一つの状況に対する反応ではなく，機能の広範的な側面に見

られること，そして，そのパーソナリティのあり方が臨床的に著しい苦痛または機能の障害を引き起こしていることを確認しなければならない。評価には時間がかかるし，患者をよく知るにつれて，印象が変わったり理解が深まったりするだろう。

- **評価する理由**：パーソナリティ障害は，転帰や，もっとも効果的な治療法，治療遵守，治療反応，自殺のリスクの予測因子である。
- **子どもと青年期**：通常，低年齢の患者にパーソナリティ障害の診断を下すのは賢明ではない。年齢が低いうちは，行動が変わりやすく定まらないためである。これまでの生活史が短いうえに，発達上の問題によって，現在の行動から将来を予測することが難しい。また，物質使用が症状に大きな影響を及ぼしていることも多い。
- **年齢の影響**：患者は年齢を重ねるとともに落ち着く場合が多い。特に，境界性パーソナリティ障害と反社会性パーソナリティ障害の人にはその傾向がある。しかし，自己愛性，演技性，強迫性パーソナリティ障害の人の場合は，年齢を重ねることによって独特の問題が生じる場合がある。
- **遅発性**：当然ながら，遅発性のパーソナリティ障害というものはない。パーソナリティの機能が突然，悪い方向に変化したとすれば，原因を探索しなければならない。特に可能性が高いのは，他の精神疾患の発症（例抑うつ障害），物質使用の影響，神経学的疾患（頭部外傷，脳腫瘍），生活上の重大なストレスである。
- **文化的な要因**：適切だと見なされるパーソナリティの機能や，病的だと見なされるパーソナリティの類型は，文化によってそれぞれ異なる。ある人のパーソナリティが病的と見なせるほど標準から逸脱しているかどうか判断する際は，診察医の文化ではなく，患者の文化の標準を基準にすべきである。
- **観察者の偏見**：人はみなそれぞれパーソナリティを持っているが，それによって他者のパーソナリティに対する見方や評価に影響する可能性がある。評価対象の人にパーソナリティ障害があるかどうかを，偏見に基づいて判断しないための最良の方法は，評価者自身のパーソナリティのあり方を自覚することにある。

DSM-5を読み解く上での注意

DSM-5第3部に収録された
パーソナリティ・ディメンジョン

　DSM-5はパーソナリティ障害の診断に関して，従来のカテゴリー別の手法と，新しく革新的なディメンジョンの手法を組み合わせるという，野心的な試みを行った。その意図は称賛に値するが，結果は失敗に終わり，DSM-5第3部——さらなる研究が必要な診断名や状態を集めた部——に収められる結果になった。

ディメンジョン・システムの利点

　連続的な表象を表現するには，カテゴリー（類型分類）よりディメンジョン（次元の定量）を使ったほうが正確である（パーソナリティ障害も連続的な現象で，正常な状態や他の精神疾患との間にはっきりした境界がなく，各種のパーソナリティ障害同士の境界も識別しにくい）。明確な境界線がないために，カテゴリー分類のパーソナリティ診断システムは使いにくく，不正確でもある。灰色のものを無理に白か黒に分類すると，多くの情報が失われることになる。ディメンジョンによるパーソナリティ診断は，ずっと以前から関心を集めてきた。それはパーソナリティ障害のように境界線があいまいで，連続分布をもち，数量に変換できるあらゆるものを表現するには，名称より数字のほうが正確だからである。IQ，身長，体重を測定する際に，分類名でなく，ディメンジョンによる定量表示が選ばれるのはそのためであり，世界中で，モデリングするのに，数字を処理するコンピュータが好まれるのもそのためである。

カテゴリー（**類型分類**）システムの利点

　しかし，人は名称を与えられることも好きである。カテゴリーによる区別分類の利点は，より鮮明であること，分かりやすいシステムであること，状態像を背景から抽出やすいことである。カテゴリー分類は，たいていの人の考え方と同じで，そしてほぼすべての臨床医の思考パターンを反映している。

DSM-5で提案されたハイブリッド・システム

　DSM-5のパーソナリティおよびパーソナリティ障害ワーキング部会では，両方の手法を活かそうと，ハイブリッドモデルのパーソナリティ診断を編み出したが，それは二つの手法の大きな欠点を組み合わせたものになってしまったと筆者は考える。着想は素晴らしかったが，実現に失敗したのである。DSM-5第3部に収められたこのシステムは，検証されていないうえに，煩雑で，また非実用的である。これを作成した数少ない人たち以外，気に入る人はいないだろうし，臨床にも研究にも役には立たないと筆者は考える。

第12章
Impulse Control Disorders

衝動制御症群

本章の構成

- 病的賭博（ギャンブル障害）(Gambling Disorder)
- DSM-5を読み解く上での注意：行動嗜癖（Behavioral Addictions）という概念
- 間欠性爆発性障害 (Intermittent Explosive Disorder)
- DSM-5を読み解く上での注意：間欠性爆発性障害の診断
- 放火症 (Pyromania)
- 窃盗症 (Kleptomania)
- 特定不能の衝動制御の障害 (Unspecified Impulse Control Disorder)
- DSM-5を読み解く上での注意：特定不能の衝動制御の障害は法廷で誤用しないこと

■ 312.31 病的賭博（ギャンブル障害）

スクリーニングのための質問例

「どれくらいの頻度でギャンブルをしますか？」

診断典型例

　当人はギャンブルをコントロールしているのではなく，逆にギャンブルに支配されている。いくらギャンブルをしても満足できず，掛け金を増やしつづけなければ以前のスリルが感じられなくなる（「耐性」）。やめると，いらだちや，落ち着きのなさ，不安，悲しみといった離脱症状が起き，もっとギャンブルをしたくてたまらなくなる（「離脱」）。

　もはや以前のようには楽しくないにもかかわらず，ギャンブルを続けなければならないように感じる（「強迫的使用」）。経済状態，家庭，仕事の能力，法的立場，および自尊心に深刻な損害を与えつづけながらも，ギャンブルを執拗に続ける。

DSM-5を読み解く上での注意

行動嗜癖（Behavioral Addictions）という概念

　DSM-5は，病的賭博に対して，それを一つのセクションとして位置付け，非物質関連障害群の項を設けるという名誉を与えている。しかし，筆者はあえて病的賭博（ギャンブル障害）を，従来のDSM-IVどおり衝動制御の障害に分類しておくことにしたいと考える。行動嗜癖のために特別に診断分類を設けると，「特定不能の行動嗜癖」というパンドラの箱を開ける恐れがある。そうなれば精神医学は，取り扱わずにいたほうが妥当な幅広い娯楽や趣味にまで手を広げることになりかねない。買いもの，ネットサーフィン，ビデオゲーム，セックス，運動，収集，日光浴，もしかしたら鉄道模型作りさえ，対象になるかもしれない（詳しくは，このトピックスに関する第9章の「DSM-5を読み解く上での注意」欄を参照のこと）。

鑑別診断・除外すべき状態

- **娯楽としてのギャンブル**：まだギャンブルを楽しく感じ，抑制することができ，ギャンブルのために深刻な問題を起こすことがない。
- **職業としてのギャンブル**：動機は儲けることであり，そのやり方は合理的で，注意深く自制を保っている。
- **躁病エピソード**：ギャンブルはそのエピソードの最中に行われた，衝動行為である。

診断のコツ

- **嗜癖との関係**：病的賭博の記述は，物質依存の記述に酷似している。どちらにも，耐性，離脱，強迫的使用，悪い結果というパターンがある。最初は楽しい気晴らしだったものが，いまや楽しくもない執着と強迫に変わっている。

■ 312.34 間欠性爆発性障害

スクリーニングのための質問例

「腹が立ったときに，攻撃的になることがありますか？」

診断典型例

抑制のない怒りの爆発をときどき起こし，人にけがをさせたり器物を損壊したりする。その攻撃は常軌を逸しており，怒りのきっかけが何であれ，理解できる範囲をはるかに超えている。

鑑別診断・除外すべき状態

- **他の精神障害**：間欠性爆発性障害は，残余診断分類としてのみ用いる。問題の攻撃的行動が他の精神障害の診断に伴う特徴である場合には，間欠性爆発性障害とは診断されない。
- **神経疾患**：評価と検査のために，患者を専門医に紹介する。
- **純然たる犯罪行動**：これは身体疾患，精神疾患とは無関係である。
- **意図的な攻撃**：復讐または「名誉の殺人」を目的としている。
- **日常生活の正常な怒り**：その爆発は臨床的に顕著な苦痛も機能障害も引き起こしていない。
- **詐病**：自分の行動の結果を直視しないようにしている。

診断のコツ

- **他の精神疾患**：攻撃的行動は頻繁に見られるわけではないが，さまざまな精神科的エピソードや精神疾患の一環として起きることがある。抑うつエピソード，躁病エピソード，統合失調症，物質使用障害，せん妄，認知症，反社会性パーソナリティ障害，素行障害／素行症，境界性パーソナリティ障害などである。これらの疾患のいずれかがある場合，診断ではそちらが優先され，間欠性爆発性障害という別個の診断名は必要ではない。
- **精神医学と法の境界**：間欠性爆発性障害は，精神科医療の臨床現場で下された診断としては，納得できることが時折（おそらく，きわめてまれに）あるかもしれない。しかし，司法手続きの場面で，有害な攻撃的行動の弁明や免責の理由にされた場合，それに合理性があるとはいえないだろう。

> ### DSM-5を読み解く上での注意
>
> #### 間欠性爆発性障害の診断
>
> 筆者は間欠性爆発性障害に精神疾患として十分妥当性があるとは考えていないし、これをDSMに含めるべきかどうか疑問に思っている。他のあらゆる理由が慎重に検討され除外されるまで、決してこの診断を下すべきでないことは間違いない。また、この診断名は本質的に信頼性が低く、司法審理で使用するには適さないだろう。疫学研究で間欠性爆発性障害の有病率を推定しても、おそらく無意味だろう。

312.33 放火症

放火症は臨床的に有益である。

スクリーニングのための質問例

「自分で火事を起こしますか？」

診断典型例

火事にまつわるあらゆることが好きで、火事を起こすこと、火事を見ること、消火を手伝うこと、その後の展開を見ることに大きな喜びを感じる。

鑑別診断・除外すべき状態

- **利益目的の放火**：放火の目的は保険金を受け取ることで、放火を純粋に楽しむことではない。

- **政治的行為またはテロ行為としての放火**。
- **隠蔽としての放火**：犯罪の証拠を隠滅するため。
- **復讐のための放火**：積年の恨みがあり，仕返しを行っている。
- 他の精神疾患に続発する放火。
- **子ども時代の火遊び**：火遊びがまだ完全な放火癖のパターンにはなっていない。

診断のコツ

- **過剰診断を避けること**：注意深く評価すれば，ほとんどの放火に他の了解可能な動機があり，精神疾患が存在すると見なすべきではないことがわかる。
- **放火が生じる他の精神科的エピソードと精神疾患**：たとえば，知的能力障害（知的発達障害），せん妄，認知症，物質使用障害，統合失調症，躁病エピソード，反社会性パーソナリティ障害，素行障害／素行症などがある。

■ 312.32 窃盗症

窃盗症は，臨床的に有益である。

スクリーニングのための質問例

「ものを盗むことがありますか？」

診断典型例

窃盗症のある人は，あまり必要のないものを盗み，その理由を自分でうまく説明できない。しかし，それをすることでスリルを感じ，その後，気が晴れた感じになる。

鑑別診断・除外すべき状態

- 利益目的の窃盗：万引き犯の圧倒的多数はこれである。
- 他の精神疾患に続発する窃盗。
- 物質によって誘発された脱抑制から生じる窃盗。
- 復讐のための窃盗。
- 10代の窃盗：その人は，周囲からけしかけられたか，集団でか，スリルのためか，または退屈しのぎかで行っている。

診断のコツ

- **利益目的か精神疾患か**：大半の万引き犯は，スリルではなく，品物を手に入れるために盗みをする。一方，窃盗癖のある人は，特にほしくもなく，または必要でもないものを盗み，多くの場合，それを素早く処分する方法を見つけている。

■ 312.30 特定不能の衝動制御の障害

DSM-5を読み解く上での注意

特定不能の衝動制御の障害は司法場面で誤用しないこと

特定不能の衝動制御の障害というカテゴリーは，司法場面で誤った使い方をされていると筆者は考える。**さまざまな人が犯したいろんな愚行にも安易にこの診断分類を使用することは，避けなければならない。世の中には衝動性にあふれていて，ほとんどは精神疾患と見なされないものである。特定不能の衝動制御の障害はおそらく十分な意味を持たない，信頼性の低い残余診断分類である。**

第13章 Eating Disorders

摂食障害群

本章の構成

- 神経性無食欲症／神経性やせ症（Anorexia Nervosa）
- 神経性大食症／神経性過食症（Bulimia Nervosa）
- 過食性障害（Binge-Eating Disorder）
- DSM-5を読み解く上での注意：過食性障害
- 特定不能の摂食障害（Unspecified Eating Disorder）
- DSM-5を読み解く上での注意：回避・制限性食物摂取障害

307.1 神経性無食欲症／神経性やせ症

スクリーニングのための質問例

「たとえ他の人からはやせすぎだと思われても，自分自身は太っていると感じますか？」

診断典型例

適正体重を大幅に下回っているにもかかわらず，自分は醜いほど太っていると感じている。1カロリーに至るまで注意深く計算しなければ，さらに太ってしまうと恐れている。厳しい食事制限，過剰な運動，嘔吐や下剤による排出など，さまざまな方法を使って安全な体重の維持を拒む。体重の減り方は激しく，強制収容所に入れられたかと思うような体型となり，健康がむしばまれる場合も多い。女性の場合，月経が止まる場合も多い。ボディイメージについて絶えず思い悩んで，体重が増えそうなあらゆる要因を必死に避けようとすることが，生活の大半を占めている。

病型

- **過食・排出型**：体重減少とボディイメージの歪みに，過食と排出行動（嘔吐，下剤，利尿剤，浣腸）が伴う。
- **摂食制限型**：食事制限と運動のみで，やせすぎの状態を維持している。

鑑別診断・除外すべき状態

- **神経性大食症／神経性過食症**：体重が正常または標準以上である。
- **医学的疾患による体重減少**：例として，がんや甲状腺機能亢進症が挙げられる。
- **物質使用による体重減少**：たとえば，アンフェタミンの使用など。
- **他の精神疾患のエピソードまたは精神疾患による体重減少**：たとえば，抑うつエピソード，躁病エピソード，精神病性障害など。
- **貧困または悪い食習慣による体重減少**。
- **正常範囲のやせ型と粗食好き**：ボディイメージの歪みと，危険な体重減少がない。

| 診断のコツ

- **ボディイメージ**：鑑別診断でこの疾患を見分けるための重要な要素は，ボディイメージに対するとらわれと，太ることへの恐怖である。
- **臨床検査**：体重減少の原因が身体疾患ではないことを確認するため，診断を下す前に入念な身体的評価を行う必要がある。診断を下した後は，合併症の有無を調べるため，細心の医学的評価が必要になる。これは，特に神経性無食欲症／神経性やせ症は死亡率が高いからである。
- **性別と文化的要因**：神経性無食欲症／神経性やせ症は男性より女性にはるかに多く見られ，発生地域は体型重視の先進国の文化にほぼ限られている。
- **発症**：一般的に，思春期から成人期早期に発症する。それより遅い場合，診断には慎重を期して，身体的な原因を注意深く調べる必要がある。
- **ダイエット薬**：患者が二次性の物質依存の問題（例 ダイエット薬またはアンフェタミン系薬物）を抱えていないかどうかを評価するべきである。

■ 307.51　神経性大食症／神経性過食症

| スクリーニングのための質問例

「しばしばコントロールを失って，ごく短時間に山ほどの食べものを食べることがありますか？」

診断典型例

　無制限にものを食べる時があり，その時は膨大な量を食する。その後，極端な絶食，過度の運動，あるいは嘔吐，下剤，浣腸，利尿剤による排出といった代償行為によって，無節制に食べた埋め合わせをしようとする。過食，過食の代償行為，そしてその二つの行為がボディイメージに与える影響に，常にとらわれるようになる。

病型

- **排出型**：過食の代償をさせるため，嘔吐，下剤，浣腸，利尿剤を用いる。この病型はもう一方の非排出型より多く見られる。排出型は，多くの身体的合併症を招く恐れがあるためにはるかに危険性が高い。
- **非排出型**：代償行為として，運動または絶食のみを用いる。

鑑別診断・除外すべき状態

- **神経性無食欲症／神経性やせ症**：過食および排出行動が見られ，著しく低体重である。
- **過食性障害**：排出，運動，または絶食などの代償行動がない。ただし，この障害に関する後出の「DSM-5を読み解く上での注意」欄を参照してほしい。
- **正常範囲内の不摂生**：臨床的に著しい苦痛または機能の障害が認められない。

診断のコツ

- **恥の意識**：神経性大食症／神経性過食症の患者は，過食と，それを埋め合わせる必死の代償行為を，どちらも強く恥じている傾向がある。患者に率直に語ってもらうには，本人と良い関係性を構

築して，非常に詳しい質問をしなければならない場合が多い。情報提供者がいれば助けになる。
- **代償行動**：神経性大食症／神経性過食症と診断するには，代償行動が必要である。DSM-5は，過食はするが代償行動をとらない患者に対して，過食性障害という賛否の分かれる新しい診断名を導入した。繰り返しになるが，詳しくは後出の「DSM-5を読み解く上での注意」欄を参照してほしい。
- **過剰診断を避けること**：ほとんどの人が，ときには過食をし，何とかしてその代償をしようとするものである。このパターンを何度も繰り返していて，自分を抑えられないと感じ，問題を起こしている人にのみ，神経性大食症／神経性過食症と診断すべきである。
- **過食vs.だらだら食い**：過食（binge）は，反復的に起きる集中的で異常な「どか食い」であるが，大食（overeating）はそれと違って持続的で間断がないものである。肥満は精神疾患とは見なされない。
- **起きる不摂生**：休日に「食べ放題」のビュッフェに行ったりすれば，誰でもたまには不摂生に食べてしまうことがある。これは過食（binge）とは見なされない。
- **ダイエット薬**：神経性無食欲症／神経性やせ症と同じく，神経性大食症／神経性過食症の患者の中にも，二次的な物質依存になる人がいる。ダイエット薬やその他の体重抑制のための物質を使用していないか，調べる必要がある。
- **神経性無食欲症／神経性やせ症との関係**：患者は，神経性無食欲症／神経性やせ症（過食・排出型）と神経性大食症／神経性過食症とを行ったりきたりすることがある。診断名を，現在の体重に合ったものにする必要がある。

■ 307.51 過食性障害

過食性障害は，DSM-5で特に賛否の分かれている新たな診断名であり，筆者はこれを使用しないよう勧めたい。以下の「DSM-5を読み解く上での注意」欄を参照のこと。

DSM-5を読み解く上での注意

過食性障害（Binge-Eating Disorder）

過食性障害は，かつてのDSM-IVではさらなる研究を行う目的で掲載された診断名であったが，DSM-5ではマニュアルの主要部（第2部）に格上げされた。筆者は，この診断名が日常の診療業務の中で乱用されることを危惧しており，これを使用しないよう強く勧めたい。過食性障害は，過食を繰り返しながらも，神経性大食症／神経性過食症に見られるような嘔吐や下剤使用などの代償行動がない人に診断名をつけるために作られた。問題は，過食の繰り返しは一般的な経験として珍しいものではなく，必ずしも精神疾患ではないし，たいていは精神疾患ではないということである。この診断名は，精神医学でもっとも頻繁に使われるようになる可能性があるが，これまでは，過食性障害をどう定義し，評価されるべきかについても，また治療に対する意味合いについても，そして，当人にこれを適用する危険性と利益についても，ごくわずかしか研究されていない。まれに，この診断名が必要だと思われる臨床的状況があれば，特定不能の摂食障害としてコード番号をつければよいと筆者は考える。

■ 307.50 特定不能の摂食障害

神経性無食欲症／神経性やせ症および神経性大食症／神経性過食症の基準は満たしていないが，臨床的に著しい機能の障害がある患者に診断名が明らかに必要である場合は，特定不能の摂食障害を使用する。また，過食性障害だけでなく（上の「DSM-5を読み解く上での注意」欄を参照のこと），議論のあるもう一つの新しい診断名である回避・制限性食物摂取障害（Avoidant/Restrictive Food Intake Disorder）（以下の「DSM-5を読み解く上での注意」欄を参照のこと）にも，特定不能の摂食障害を使用するよう筆者は勧める。

> ### DSM-5を読み解く上での注意
>
> #### 回避・制限性食物摂取障害
> #### （Avoidant/Restrictive Food Intake Disorder）
>
> DSM-5では，食べることにきわめて無関心な人や，食べものの選び方が限定的または恐怖症様のようである人を表す診断名として回避・制限性食物摂取障害が追加された。患者は，そのような食べ方の結果として体重減少，栄養不足，または社会的問題を引き起こしていなければならないが，この診断名には二つの問題がある。第一に，よくある正常な個人差や好み（例 偏食）と区別がつかないこと。第二に，公式な精神疾患の診断名とするには，あまりにもわずかな研究しかなされていないことにある。まれに，この診断名が必要な状況があれば，特定不能の摂食障害のコード番号を使えばこと足りると筆者は考える。

第14章
Sleep–Wake Disorders

睡眠・覚醒障害群

本章の構成

- 不眠障害（Insomnia Disorder）
- 概日リズム睡眠覚醒障害（Circadian Rhythm Sleep–Wake Disorder）
- 過眠障害（Hypersomnolence Disorder）
- 睡眠時無呼吸（Sleep Apnea）
- 覚醒の障害（Disorder of Arousal）
- 悪夢障害（悪夢症）（Nightmare Disorder）
- レム睡眠行動障害（Rapid Eye Movement Sleep Behavior Disorder）
- 物質誘発性睡眠障害（Substance-Induced Sleep–Wake Disorder）
- 他の医学的疾患による不眠症（医学的疾患を示すこと）
  （Insomnia Due to Another Medical Condition
  〈Indicate the Medical Condition〉）
- 他の医学的疾患による過眠症（医学的疾患を示すこと）
  （Hypersomnia Due to Another Medical Condition
  〈Indicate the Medical Condition〉）
- 特定不能の不眠症（Unspecified Insomnia）
- 特定不能の過眠症（Unspecified Hypersomnia）

307.42 不眠障害

スクリーニングのための質問例

「睡眠に問題がありますか？」

診断典型例

満足のいく睡眠を十分とることができない。なかなか寝付けない，あるいは早い時間に目が覚めるという場合もあれば，夜中に細切れにしか眠れず，たびたび目が覚めて延々と寝返りをうちつづけるという場合もある。翌日はいらつきと疲れと眠気を感じ，明晰にものを考えられず，仕事や人間関係に支障を来す。就寝時間が近づくのを恐れ，ぐっすり眠れる夜などもう二度と来ないという確信が次第に強まっていく。

鑑別診断・除外すべき状態

- **正常な「短眠者」のパターン**：そのような幸運な人もいる。
- **起きていようとする患者の意思**：本人が眠ろうと思えば，もっと眠れるかもしれない。
- **睡眠の正常な乱れ**：これはほとんどの人が経験するもので，特に，生理的要求が生じるだけの時間とくつろぎが足りなかった場合に起きる。この種の睡眠の乱れは確かに不快ではあるが，臨床的に著しい苦痛または機能の障害は引き起こさない。
- **環境の問題**：たとえば，周囲が騒がしい場合など。
- **睡眠衛生が不良**：たとえば，昼寝が長すぎたり，就寝時間の前に運動をしたりする場合など。
- **過眠障害**：夜間の睡眠時間が十分であっても，日中に眠気が生じる。
- **概日リズム睡眠覚醒障害**：不眠は，睡眠時間が概日リズムと調和

していないことと関係している。
- **睡眠時無呼吸**：特に高齢者や肥満者では，この診断名を検討すること。
- **物質使用**または**物質離脱**：不眠の原因としてきわめて多く見られる。
- **他の精神疾患**：不眠を随伴症状とする精神疾患は非常に多いため，不眠がきわめて顕著で特別な臨床的関心の対象とならない限り，別個のコード番号をつける必要はない。
- **医学的疾患**：例として，心不全や甲状腺機能亢進症が挙げられる。

診断のコツ

- **個人差**：すべてのものがそうであるように，睡眠の必要性に関しても大きな個人差があり，不眠障害と，誰もが経験する一般的な睡眠の問題とを分ける明確な基準はない。
- **加齢**：ほとんどの機能と同じく，睡眠も年齢とともに悪化する。赤ん坊の頃の安らかな眠りを一生涯，維持できると思うのは非現実的である。何をもって「正常」と見なすかの基準は，年齢に応じて調節しなければならない。
- **重症度**：不眠障害と診断されるためには，その睡眠問題が頻繁に起きて，臨床的に著しい苦痛または少なからぬ機能の障害を引き起こしていなければならない。
- **持続期間**：一過性の睡眠問題はきわめて多く見られるため，不眠障害の診断の決め手にはならない。睡眠の問題は，何ヵ月にもわたってずっと続いていなければならない。
- **睡眠衛生**：どうすればより健康的な睡眠習慣が身につくかについて簡単な助言をすれば，問題が改善することが多い。
- **負の条件付け**：寝付けるかどうか不安になり，特に自分のベッドに対して負の条件付けがなされると，悪循環が生じる。通常の睡眠環境以外の場所（例ホテルの部屋や，自宅内の別の場所）に行くと眠りやすいのは，悪循環が生じている証拠である。
- **物質使用**：最初に物質の影響の可能性を除外するまで，決して原

発性の不眠障害とは診断しないこと。原因としてもっとも多いのはカフェインだが,アルコール,娯楽薬,処方薬も多く見られる。
- **睡眠薬**:一晩だけなら眠りを助けてくれるかもしれないが,多くの量を長期的に常用しつづけると,不眠障害をいっそう重症化,慢性化させる恐れがある。
- **医学的疾患の問題**:身体疾患はさまざまな形で不眠症を引き起こしうる。身体疾患を生む苦痛や不快感が原因になることもあれば,脳への直接的な中枢作用(せん妄の場合など)や全身的な活性化(甲状腺機能亢進症の場合など)によっても,不眠症は起こりうる。精密検査に身体医学的検査を組み込むとよい。
- **睡眠検査室での検査**:不眠障害の原因が見つからず,介入を行っても睡眠問題が重症なまま持続する場合は,睡眠検査室での検査が必要になるかもしれない。このような検査からわかったことは,興味深いことに,人は概して,自分で思っているよりはるかによく眠っていることである。

307.45　概日リズム睡眠覚醒障害

スクリーニングのための質問例

「睡眠パターンがひどく不規則ですか?」

診断典型例

眠るべきときに眠れず,起きているべきときに起きているのが難しい。この疾患が特に多く見られるのは,夜勤で働かなければならない人や,常に勤務時間帯が変わるために規則的な睡眠パターンを確立できない人である。また,脳が適応できないほどの速さで複数の標準時間帯を横断する職業の人も,概日リズムの睡眠問題に悩まされる。あるいは,体内時計と周囲の要求とのズレによって,この

問題を抱える人もいる。「宵っ張り」型は夜更かしが好きだが、翌日、時間どおりに出勤するのが難しいかもしれない。「早起き」型は夕食をとりながら寝入ってしまい、真夜中にたった一人で目を覚ますが、もうすっかり頭が冴え、動き出したくてうずうずするかもしれない。一部の人は、特に歳をとるにつれて、夜間睡眠の規則的なリズムを維持できなくなっていく。

鑑別診断・除外すべき状態

- **正常範囲内の不規則な睡眠パターン**：その睡眠パターンによって臨床的に著しい苦痛または機能の障害が生じていない。
- **環境または睡眠衛生の問題**：たとえば、周囲が騒がしかったり、昼寝が長すぎたり、深夜まで仕事をしていたりする場合など。
- **他の睡眠覚醒障害**：不眠障害、過眠障害、睡眠時無呼吸などの可能性がある。
- **物質使用または物質離脱**。
- **他の精神疾患のエピソードまたは精神疾患**：例として、躁病エピソード、抑うつエピソード、統合失調症などが挙げられる。

診断のコツ

- **重症度と持続期間**：ほんの数日間、時差ぼけを起こしただけの人にはこの診断を下すべきではない。睡眠パターンの乱れは重症かつ持続的でなければならず、臨床的に著しい苦痛または機能の障害を起こしていなければならない。
- **物質使用**：興奮剤は、特に鎮静剤と組み合わせると、睡眠パターンを乱すことがあり、日中を夜間、夜間を日中のように感じさせることもある。

■ 307.44 過眠障害

スクリーニングのための質問例

「必要な睡眠時間がたいていの人より長いですか？」

診断典型例

夜間に9～10時間，眠っているにもかかわらず，日中に疲労感があり，昼寝を必要とする。

鑑別診断・除外すべき状態

- **深夜までの仕事**：夜間の睡眠不足こそ，日中の疲れの最大の原因である。
- **もともと長眠のパターン**：このような人は，臨床的に著しい苦痛または機能の障害を伴わない。
- **不眠障害または概日リズム睡眠覚醒障害**：夜間に十分な睡眠がとれないため，日中に眠くなる。
- **主診断が大うつ病性障害／うつ病**：倦怠感が生じ，睡眠欲求が強まることがある。
- **物質使用または物質離脱**：例として，興奮剤またはカフェイン離脱が挙げられる。
- **身体疾患**：たとえば，甲状腺機能亢進症や脳腫瘍などの場合など。

診断のコツ

- **個人差**：必要な睡眠時間が人より多くても，その他の機能には問題がなく，診断をつけるべきではない人もいる。
- **男女差**：女性は男性より必要な睡眠時間が多い傾向にある。

- **危険性**：過眠は自動車などの事故の原因となりかねず，命にかかわる恐れがある。患者には，過眠障害が十分に管理されるまでは，危険な行為に接する機会を減らすよう助言すべきである。

780.59 睡眠時無呼吸

スクリーニングのための質問例

「いびきがひどく，夜中に何度も目が覚め，日中に疲れを感じますか？」

診断典型例

睡眠時無呼吸の者の中には，睡眠中に顕著な呼吸困難を示す人がいる。大きないびきをかいたり，息をするために喘いだり，長時間，呼吸をしなかったり，頻繁に目を覚ましたりする（息切れしながら目覚めるときもある）。一方で，目立った呼吸の問題はないが，目が覚めるという人もいる。睡眠時無呼吸は，眠ってもすっきりしなかったり，日中，眠くなったりする原因の一つである。

鑑別診断・除外すべき状態

- 現在，抱えている他の睡眠覚醒障害。
- 神経疾患またはその他の身体疾患。
- 投薬またはその他の物質使用。

診断のコツ

- **睡眠時無呼吸の状態**：睡眠時無呼吸は精神疾患ではない。ただ，睡眠覚醒障害の鑑別診断にきわめて頻繁に登場するために本章に

掲載した。睡眠時無呼吸の診断を裏付ける睡眠検査室での特徴的な所見が存在する。

■ 307.46 覚醒の障害

スクリーニングのための質問例

親に対して ──「お子さんは睡眠中に歩いたり,しゃべったりしますか？ あるいは夜驚症がありますか？」

成人の患者に対して ──「睡眠中に歩いたり,しゃべったりすると言われたことがありますか？ あるいは夜驚症があると言われたことがありますか？」

診断典型例

夢遊病と寝言は小児には非常に多く見られ,成長とともにやがておさまる場合が多い。通常,この症状は夜間の睡眠周期の早い段階で起き,ほんの数分で終わる。朝,起きたとき,子どもはその出来事を夢にも見ていないし,記憶もしていない。

鑑別診断・除外すべき状態

- **正常範囲内の睡眠覚醒**：臨床的に著しい苦痛または機能の障害を引き起こしていない。

診断のコツ

- **過剰診断を避けること**：臨床的な意味がまったくない夢遊病または,寝言のエピソードをたまに示す子どもは多い。

■ 307.47 悪夢障害（悪夢症）

スクリーニングのための質問例

「悪い夢に悩まされていますか？」

診断典型例

常に陰惨な内容——生きるか死ぬかの恐ろしい出来事——の悪夢を頻繁にみる。目覚めたときも夢の内容を鮮明に覚えており、眠ること（「たぶん夢を見ること」）を怖がる。悪夢はたいてい、夜間の睡眠周期後半のレム睡眠中に生じる。

鑑別診断・除外すべき状態

- **誰もが見る悪夢**：悪夢は頻繁で持続的でなければならず、重症な睡眠問題または機能の障害を引き起こしていなければならない。
- **夜驚症**：これは睡眠周期前半のノンレム睡眠中に生じ、その子どもは容易に覚醒させることができず、後で夢を覚えていない。
- **心的外傷後ストレス症候群（PTSD）**：診断ではこちらのほうが優先される。
- **他の精神疾患エピソードまたは精神疾患**：例として、せん妄、躁病エピソード、パニック障害が挙げられる。
- **物質使用**：たとえば、幻覚剤は悪夢を引き起こすことがある。

診断のコツ

- **臨床的に顕著**：たいていは、臨床的に顕著ではない。子どもの場合、悪夢の影響はほとんどなく、成長とともに自然に消退する。
- **二次的影響**：臨床的な重要性があるとすれば、それは眠ることへ

の恐怖や，不眠，そこから生じるさまざまな影響である。

780.50 レム睡眠行動障害

スクリーニングのための質問例

「睡眠中に奇妙なことをすると言われたことがありますか？」

診断典型例

レム睡眠中に通常の睡眠麻痺がないため，動作や発声で夢の内容を示すことができる。その結果，まれに，一緒に寝ている相手に危害を加える場合がある。エピソードはレム活動のパターンにしたがって生じる —— 入眠の90分後に始まり，夜間の後半に比較的多く生じる ——。目覚めると，たいていは夢やその他の異常行動について自分で報告することができる。

鑑別診断・除外すべき状態

- **診断なし**：混乱した行動がレム睡眠中に現れるが，危害を加えることはなく，臨床的に著しくもない。
- **詐病**：レム睡眠行動障害を配偶者虐待の言い訳に使っている人もいる。

診断のコツ

- **検査室での検査**：特に裁判に発展した場合は，診断を裏付けるために検査が必要になることもある。

■ 物質誘発性睡眠障害

291.89 アルコール誘発性
292.89 他の物質誘発性（物質名を示すこと）

　物質誘発性睡眠覚醒障害は，あらゆる原発性睡眠障害の鑑別診断で重要な役割を果たす。多くの物質を使用する人はたいてい，少なくとも時折は何らかの睡眠問題を経験する。この診断を下すのは，睡眠問題がきわめて顕著で，臨床的関心の対象になった場合のみである。患者が疾患をもち，その薬を服用している場合，いずれも睡眠を乱す可能性がある物質誘発性睡眠覚醒障害を，他の身体疾患による不眠症または過眠症から区別するのは難しいかもしれない（下記参照）。妥当な場合は両方の診断をつけるようにする。

■ 780.52　他の医学的疾患による不眠症（医学的疾患を示すこと）
■ 780.54　他の医学的疾患による過眠症（医学的疾患を示すこと）

　医学的疾患の影響で引き起こされる睡眠問題は少なくない。疾患が脳に直接影響する場合（たとえば，せん妄の場合）もあれば，苦痛や身体的不快感で睡眠問題が起きる場合もある。身体疾患による不眠症または過眠症は，あらゆる原発性睡眠覚醒障害の鑑別診断で重要な役割を果たす。この二つの診断を下すのは，睡眠問題がきわめて顕著で，臨床的関心の対象になった場合のみである。

■ 780.52　特定不能の不眠症
■ 780.54　特定不能の過眠症

　特定不能の不眠症または特定不能の過眠症は，臨床症状が不明確な場合に使える便利な残余診断分類である。より具体的で正確な診断には，睡眠検査室での検査が必要になる場合がある。

第15章
Sexual and Gender Issues

性と性別に関する問題

本章の構成

- 性別違和 (Gender Dysphoria)
- DSM-5を読み解く上での注意：性別違和
- 性機能不全群 (Sexual Dysfunctions)
  - 男性の性欲低下障害 (Male Hypoactive Sexual Desire Disorder)
  - 勃起障害 (Erectile Disorder)
  - 早漏 (Premature 〈Early〉 Ejaculation)
  - 射精遅延 (Delayed Ejaculation)
  - 女性の性的関心・興奮障害
    (Female Sexual Interest/Arousal Disorder)
  - 女性オルガズム障害 (Female Orgasmic Disorder)
  - 性器－骨盤痛・挿入障害
    (Genito-Pelvic Pain/Penetration Disorder)
  - 物質誘発性性機能不全 (Substance-Induced Sexual Dysfunction)
  - 医学的疾患による性機能不全 (医学的疾患を示すこと)
    (Sexual Dysfunction Due to Another Medical Condition
    〈Indicate the Medical Condition〉)
  - 特定不能の性機能不全 (Unspecified Sexual Dysfunction)
- パラフィリア障害群 (Paraphilic Disorders)
  - 小児性愛障害 (Pedophilic Disorder)
  - 露出障害 (Exhibitionistic Disorder)
  - 窃視障害 (Voyeuristic Disorder)
  - 窃触障害 (Frotteuristic Disorder)
  - 性的サディズム障害 (Sexual Sadism Disorder)

- 性的マゾヒズム障害（Sexual Masochism Disorder）
- フェティシズム障害（Fetihistic Disorder）
- 異性装障害（Transvestic Disorder）
- 特定不能のパラフィリア障害（Unspecified Paraphilic Disorder）

■ DSM-5を読み解く上での注意：不採用となったパラフィリア障害

■ 302.xx　性別違和

.6　小児の性別違和
.85　青年または成人の性別違和

DSM-5を読み解く上での注意

性別違和（Gender Dysphoria）

臨床医や権利擁護団体のメンバーの中には，性別の選択に関する問題はそもそもDSM-5で扱うべきではないと主張する人も多い。性別の選択は個人的な意思の問題であって，精神疾患が関与する問題ではないというものである。筆者も同じ立場をとる。しかし，異なる考えを持つ臨床医や権利擁護団体のメンバーもいる。内科，外科，精神科での保険治療が受けられるよう，コード番号がときには必要であるという妥当な意見もある。正しい答えなどは存在しないが，一つ明確にしておくべき点は，DSM-5に性別違和が掲載されたからといって，性別の選択に関する問題のみが精神疾患と診断するための妥当な根拠になるわけではない，ということである。

スクリーニングのための質問例

「自分とは異なった性別の体に生まれたと感じますか？」

診断典型例

本人は,異なる性別の自己認識を持ち,自分が生まれついた解剖学的な性別で生きていくことに苦痛に感じている。そのため,もう一方の性別になりたいという持続的な願望を抱えつつ,生まれ持った解剖学的な身体を拒絶し,異性の服装を身に着け,異性の役割を演じる。青年または成人の場合,外見を内的な自己と一致させるために,内科的または外科的に変容させる方策をとる人もいる。

■ 性機能不全群

302.71 男性の性欲低下障害

スクリーニングのための質問例

「自分の性欲は本来あるべきレベルより低いと思いますか?」

診断典型例

性的空想または性的関心がほとんど,あるいはまったくなく,そのために苦痛を感じているか,パートナーとの間に問題が起きている。

鑑別診断・除外すべき状態

- **医学的疾患による性機能不全**:もっともわかりやすい例が,テストステロン欠乏症である。
- **物質誘発性性機能不全**:たとえば,アルコール,降圧薬,抗うつ薬は,いずれも性欲の低下を引き起こしうる。
- **主診断が大うつ病性障害/うつ病**:気分が沈んでいる時期のみ,性欲の低下が生じる。

- **パートナーとの関係の問題**：刺激的なパートナーがいないか，パートナーとの間に心理的葛藤がある。適切なVコード番号を使うこと（第18章を参照のこと）。
- **正常範囲内の性欲の低さ**。

診断のコツ

- **過剰診断を避けること**：何が正常と見なされるかは多種多様であるうえに，一生を通じても大きな変動がある。
- **性的関心の不一致**：苦痛はパートナーとの性的関心の不一致から生じていることもある。本人とパートナーの両者を評価すべきである。

607.84 勃起障害

スクリーニングのための質問例

「勃起を持続させることが頻繁に問題になりますか？」

診断典型例

性行為中の勃起が十分でなく，そのために苦痛を感じているか，パートナーとの間に問題が起きている。

鑑別診断・除外すべき状態

- **医学的疾患による性機能不全**：一例として，糖尿病が挙げられる。
- **物質誘発性性機能不全**：たとえば，オピオイドは勃起に問題を生じさせることがある。
- **他の精神疾患**：一例として，大うつ病性障害／うつ病が考えられる。
- **パートナーとの関係の問題**：刺激的なパートナーがいないか，パートナーとの間に心理的葛藤がある。適切なVコード番号を使うこと。

- 正常範囲内の勃起持続困難。

診断のコツ

- **過剰診断を避けること**：前述したように，何が正常と見なされるかは多種多様であるうえに，一生を通じても大きな変動がある。
- **性的関心の不一致**：苦痛はパートナーとの性的関心の不一致から生じていることがある。本人とパートナーの両者を評価すべきである。
- **「バイアグラ効果」**：バイアグラや同種の薬剤に関する製薬会社の誇大宣伝が，非現実的な期待を抱かせることもある。

302.75 早漏

スクリーニングのための質問例

「性行為を始めた後，すぐに射精することが頻繁にありますか？」

診断典型例

挿入後すぐ射精することがたびたびあり，そのために苦痛を感じているか，パートナーとの間に問題が起きている。

鑑別診断・除外すべき状態

- **物質誘発性性機能不全**：早漏が，物質の直接的影響（例 オピオイドからの離脱）による。
- **パートナーとの関係の問題**：その人に合うパートナーがいないか，パートナーとの間に心理的葛藤がある。ここでも，適切なVコード番号を使うこと。
- 正常範囲内の性経験不足。
- 長期間，性行為をしていない。

診断のコツ

- **過剰診断を避けること**：繰り返しになるが、何が正常と見なされるかは多種多様であるうえに、一生を通じても大きな変動がある。
- **性経験不足 vs. 早漏**：まだコントロールのしかたを学ぶ機会が十分でない人に、早漏の診断を下さないこと。
- **新しいパートナーとの性行為、または長いブランクの後の性行為**：このような状況では早漏はよくあることで、精神疾患ではない。早漏と診断するには、早漏が持続的にあり、臨床的に著しい機能の障害を引き起こしていなければならない。

302.74 射精遅延

スクリーニングのための質問例

「性行為中、絶頂に達するまでに時間がかかりすぎますか？」

診断典型例

ほとんどの性的接触にて、射精が遅いか、生じない。

鑑別診断・除外すべき状態

- **医学的疾患による性機能不全**：例として、高プロラクチン血症が挙げられる。
- **物質誘発性性機能不全**：たとえば、アルコールや抗うつ薬によって、射精が遅れたり、生じなくなったりすることがある。
- **他の精神疾患**：たとえば、抑うつ気分の時期のみ、オルガズムに達するのが遅れたり、まったく達しなかったりする。
- **パートナーとの関係の問題**：その人に合うパートナーがいないか、パートナーとの間に心理的葛藤がある。前述したように、適

切なVコード番号を使うこと。
- 年齢や状況を考慮すれば,正常範囲内の射精の遅れ。

診断のコツ

- **過剰診断を避けること**:繰り返しになるが,正常の範囲は広いことを忘れてはならない。臨床的に著しい機能の苦痛がなければ,射精遅延とは診断されない。
- **年齢を考慮すること**:加齢とともに,射精までの時間は延びていく。
- **投薬の副作用**:たとえば,抗うつ薬と降圧薬はこの問題を引き起こすことがある。

302.72 女性の性的関心・興奮障害

スクリーニングのための質問例

「自分の性欲は本来あるべきレベルより低いか,性的興奮が起こりにくいと思いますか?」

診断典型例

性的空想がないか,性的関心が低いために,性的興奮が起こりにくい。そのために苦痛を感じているか,パートナーとの間に問題が起きている。

鑑別診断・除外すべき状態

- **医学的疾患による性機能不全**:例として,糖尿病,SLE,がんが挙げられる。
- **物質誘発性性機能不全**:たとえば,降圧薬や抗うつ薬は性欲の低下を引き起こしうる。

- **主診断が大うつ病性障害／うつ病**：気分が沈んでいる時期のみ，性欲の低下が生じる。
- **パートナーとの関係の問題**：刺激的なパートナーがいないか，パートナーとの間に心理的葛藤がある。適切なVコード番号を使うこと。
- **正常範囲内の性的関心の低さ**。

診断のコツ

- **過剰診断を避けること**：男性の性欲低下障害で強調したように，何が正常と見なされるかは多種多様であるうえに，一生を通じても大きな変動がある。それに加えて，女性について留意すべき点は，アメリカでは製薬会社が薬の販売促進のために，女性の性機能不全を盛んに喧伝していることである。
- **もう一つの「バイアグラ効果」**：バイアグラのような薬を服用しているパートナーが急に性行為への関心を強め，二人の間に性的関心の不一致が生じたために，苦痛を感じている場合もある。

302.73 女性オルガズム障害

スクリーニングのための質問例

「性行為のとき，たいてい絶頂に達しにくいと感じますか？」

診断典型例

絶頂に達することができないか，きわめて長い時間がかかり，そのために苦痛を感じているか，パートナーとの間に問題が起きている。

鑑別診断・除外すべき状態

- **身体疾患による性機能不全**：例として，糖尿病が挙げられる。
- **物質誘発性性機能不全**：たとえば，抗うつ薬によってオルガズムに達しにくくなることがある。
- **他の精神疾患**：たとえば，抑うつ障害によってオルガズムの問題が起きる場合がある。
- **パートナーとの関係の問題**：刺激的なパートナーがいないか，パートナーとの間に心理的葛藤がある。ここでも，適切なＶコード番号を使うこと。
- **正常範囲内のオルガズム到達困難**。

診断のコツ

- **過剰診断を避けること**：繰り返すが，何が正常と見なされるかは多種多様であるうえに，一生を通じても大きな変動がある。さらに，女性の性的関心・興奮障害の項で述べたように，アメリカでは製薬会社が薬の販売促進のため，女性の性機能不全を盛んに喧伝している。
- **背景**：性的経験が少ない，あるいは刺激的なパートナーがいないのかもしれない。
- **再び，もう一つの「バイアグラ効果」**：パートナーとの性的関心の不一致から，苦痛が生じている場合もある。

302.76 性器-骨盤痛・挿入障害

スクリーニングのための質問例

「たいていの場合，膣性交で痛みを感じますか？」

診断典型例

痛みまたは腟の緊張のために，挿入を受け入れにくい。

鑑別診断・除外すべき状態

- **医学的疾患による性機能不全**：例として，尿路感染症が挙げられる。
- **物質誘発性性機能不全**：たとえば，エストロゲン拮抗薬は痛みまたは緊張を引き起こすことがある。
- **身体症状症**：その痛みは多くの身体症状の一つである。
- **パートナーとの関係の問題**：たとえば，刺激的なパートナーがいないか，パートナーとの間に心理的葛藤がある。ここでも，適切なVコード番号を使うこと。
- **正常範囲内の痛みまたは不快感。**

診断のコツ

- **重症度と持続期間**：痛みが軽い場合や，たまにしか生じない場合，または潤滑不足や乱暴な性交によって生じた場合には，この診断を使わないこと。

物質誘発性性機能不全

291.89　アルコール誘発性
292.89　他の物質誘発性（物質名を示すこと）

スクリーニングのための質問例

「アルコールまたは薬物の使用が性機能の問題と関係している可能性はありますか？」

診断典型例

娯楽目的で使用している物質や,処方薬によって,性機能の症状が起きている。

鑑別診断・除外すべき状態

- **他の精神疾患**:性機能の障害は一過性なものか,あるいは物質とも投薬とも関係がない。
- **物質中毒または物質離脱**:性機能の症状は,重症度も持続期間も,単純な物質中毒または物質離脱で生じる程度である。
- **医学的疾患による性機能不全**:たとえば,甲状腺機能低下症は性機能の問題を引き起こすことがある。
- **正常範囲内の物質誘発性性機能問題**:その問題は臨床的に著しい苦痛または機能の障害を引き起こしていない。
- **原発性の性機能不全**。

診断のコツ

- **薬物の副作用**:多くの人は,性機能に何らかの問題を起こす薬を服用している。性機能の障害を原発性のものだと考える前に,必ず薬の使用歴を注意深くたどる。原因として目立つのは,抗うつ薬である。
- **時系列**:その物質または薬の使用開始または増量が,性機能の症状が現れる前に始まっているのが一般的である。使用を中止すれば,約1カ月以内に,症状が消失するか大幅に軽減するのが通常である。
- **複合的な原因**:身体疾患または精神疾患と,その治療に使っている薬とが相まって性機能不全を引き起こしていることもある。このような場合は,双方の要因の診断をつける。

他の医学的疾患による性機能不全（医学的疾患を示すこと）

608.89 他の医学的疾患による男性の性的欲求低下障害
607.84 他の医学的疾患による勃起障害
625.8 他の医学的疾患による女性の性的関心・興奮障害
625.0 他の医学的疾患による性器—骨盤痛・挿入障害

疾患による性機能不全の種類に応じて、コード番号を特定すること。

スクリーニングのための質問例

「性機能の問題が始まった、あるいは悪化したのは、病気または服薬が始まったのとだいたい同じ頃でしたか？」

診断典型例

医学的疾患の生理学的作用によって、性機能の症状が起きている。

鑑別診断・除外すべき状態

- 原発性の性機能不全。
- **物質中毒または物質離脱**：その症状は、重症度も持続期間も、単純な物質中毒または物質離脱で予想される範囲内の程度である。
- **疾患に伴う正常範囲内の性機能問題**：臨床的に著しい苦痛または機能の障害を伴わない。

診断のコツ

- **時系列**：その医学的疾患は性機能の症状が現れる前に始まっているはずで、医学的疾患が回復すれば、症状が消失または大幅に軽減するはずである。

- **年齢**：年配の人は，医学的疾患が関係しているのではないかと特に強く疑うべきであろう。
- **医学的検査と臨床検査**：性機能不全が原発性なのか，疾患に関係しているのかを判断するためには，精密な医学的検査が必要である。

302.70 特定不能の性機能不全

特定不能の性機能不全は，性機能不全が原発性なのか，物質使用または疾患（またはその両方）によるものなのかが不明なとき，特に有用な診断である。

■ パラフィリア障害群

302.2	小児性愛障害
302.4	露出障害
302.82	窃視障害
302.89	窃触障害
302.84	性的サディズム障害
302.83	性的マゾヒズム障害
302.81	フェティシズム障害
302.3	異性装障害
302.9	特定不能のパラフィリア障害

スクリーニングのための質問例

「困惑するような性的空想が頭に浮かびますか？ あるいは，性嗜好の行動が原因でトラブルを起こしたことがありますか？」

この障害群全般の診断典型例

　逸脱した性的な空想，衝動，行動があり，これらが持続的かつ強力で，繰り返し生じる。性的興奮を得る方法として，本人はこれらを嗜好し，また必要としており，しかもそのために苦しむか，日常生活に悪影響を与えている。また，その行動に対するよりふさわしい説明があってはならない（例 うまく機会をとらえた犯罪や，物質使用による脱抑制，知的能力障害（知的発達障害）または統合失調症による判断力不足）。パラフィリア障害を発症するのは，男性にほぼ限られる。

各パラフィリア障害の診断典型例

　患者は，以下のいずれかの状態にありながら上記の説明に合致していなければならない。

302.2　　小児性愛障害
　性的興奮を得るために，思春期前の子どもとの性的接触を好むか，必要としている。当人の年齢は最低16歳で，性的興奮を得るための対象となる子どもより最低5歳年長でなければならない。

302.4　　露出障害
　性的興奮を得るために，他人に性器を露出することを好むか，その行為を必要とする。その際，自慰を行う場合もある。

302.82　　窃視障害
　他人が性交する場面や服を脱ぐ場面を覗き見することを好むか，その行為を必要とする。その際，自慰を行う場合もある。

302.89　　窃触障害
　性的興奮を得るために，人混みで他人を触ることを好むか，その

行為を必要としている。

302.84　性的サディズム障害

性的興奮の条件として，苦痛または屈辱を与えることを好むか，その行為を必要としている。

302.83　性的マゾヒズム障害

性的興奮の条件として，苦痛または屈辱を受けることを好むか，その行為を必要としている。

302.81　フェティシズム障害

性的興奮のきっかけとして，生命のない対象物（パンティ，ブラジャー，ストッキング，靴）を使うことを好むか，その行為を必要としている。

302.3　異性装障害

当人は異性愛の男性であり，性的興奮を得る手段として異性の服装をすることを好むか，その行為を必要としている。

302.9　特定不能のパラフィリア障害

特定不能のパラフィリア障害の診断が司法鑑定でたびたび誤用されることについては，診断のコツと後出の「DSM-5を読み解く上での注意」欄での解説を参照してほしい。

鑑別診断・この障害群全般において除外すべき状態

- 正常な性的興奮の範囲内にある行動。
- **うまく機会をとらえた犯罪行動**：その行動が好きなわけでも，必須なわけでもない（たとえば，子どもを被害者として選んだ理由が，ただ手近にいて，抵抗されにくいことだった場合など）。
- **物質使用による脱抑制**：その行動は物質の影響下にあるとき生

じ，その行動が好きなわけでも，必須なわけでもない。
- 知的能力障害（知的発達障害）による脱抑制。
- 認知症による脱抑制。
- 躁病エピソード，統合失調症，その他の精神疾患エピソードまたは精神疾患による脱抑制。

診断のコツ

- **「正常」の範囲**：「正常」な性習慣はきわめて多様である。性的行動で「逸脱」と見なされるものと，許容可能と見なされるものの定義は，時代や文化によって大きく異なる。
- **誤用される可能性**：精神疾患の診断を下す妥当な理由がない限り，精神医学は寝室や司法システムに立ち入るべきではない。
- **性的逸脱が他の状態の一側面として生じる場合**：うまく機会をとらえた犯罪，物質誘発性の脱抑制，他の精神疾患，知的能力障害（知的発達障害）の一部として，時折，逸脱した性行動が生じる場合，その行動はパラフィリア障害の診断の決め手にはならない。
- **小児性愛障害**：小児性愛障害の診断は，思春期前の子どもを性的興奮の対象として繰り返し，激しく，どうしても必要とする男性に限ることが重要である。このような男性は，うまく機会をとらえて子どもを性的対象として利用する純然たる犯罪者——子どもが弱いとか，成人のパートナーが得られないとか，物質の影響で脱抑制状態になっているなどの理由で利用する人——とは区別しなければならない。その男性が対象を子どもに絞るのは，子どもがたまたまそこにいた弱い標的だからではなく，子どもを性的対象として嗜好しているからか，必須だからだと立証することが重要である。この重要な区別が，司法鑑定ではたびたびないがしろにされてきた。
- **強姦は犯罪であって，精神疾患ではない**：「特定不能のパラフィリア障害，同意なし」は，裁判目的で作られてきた，まやかしに近い，信頼度がまったくないの診断名である。この診断名は強姦

犯に対し（「性暴力犯罪者」に関する法律の下での審理で）広く誤用されてきた。これは，精神科医療機関への強制入院の資格を不適切に与えてしまっている。このような用い方は，DSM-III，DSM-III-R，DSM-IV，DSM-5 で，強姦を精神疾患として採用してこなかったことを無視している。強姦はたいてい，精神疾患ではなく，うまく機会をとらえた純然たる犯罪行動である。ある強姦犯がごくまれなパラフィリア障害の診断にも該当すると立証するには，暴力の使用は本人が性的興奮を得るために必要なのであり，ただ被害者に服従と強制を強いる手段としてたまたま行われた（はるかに一般的な）ものではないと証明する必要があるであろう。また，強姦行為は本人が嗜好する，あるいは必須の性的興奮の手段であることも証明しなければならない。そして，慎重な鑑別診断を行い，はるかに一般的な説明である —— うまく機会をとらえた行動としての強姦，物質使用による脱抑制，復讐または怒りによる強姦，デートレイプ，輪姦，利益のための強姦（加害者が売春斡旋に携わっている場合など）—— を除外しなければならないだろう。「特定不能のパラフィリア障害，同意なし」の診断は，精神科医療機関での不適切な予防拘禁を促す便利な手段として法廷審理で不用意に，いい加減かつ不正確に使われてきた。これは精神疾患診断の誤用であり，精神科強制入院の乱用である（合憲性にも疑問の余地がある）。特定不能のパラフィリア障害，同意なしが，専門家の証言の中で示されたときにそれを真剣に受け取るべきではない。

- **性的サディズム障害**：この診断も，「性暴力犯罪者」の審理で精神科強制入院の口実として誤用されてきた。これは臨床ではめったに出会わない，きわめてまれな疾患で，ほぼ例外なく連続殺人犯にのみ適用されてきた。性的サディズム障害と，暴力を手段として使うことを混同してはならない。暴力の手段的使用はすべての強姦における一般的で本質的な部分だが，性的サディズム障害は，被害者に苦痛または屈辱を与えるという行為によって性的興奮を得る。苦痛を与えることは性行為の目的そのものであって，

協力させるために服従を強いた付随的な結果ではない。それは本人が嗜好とする，あるいは必須の興奮の手段であり，性行為は通常，被害者の苦痛を強めるように儀式化された典型的な方法で行われる。また，怒りの表現や復讐目当てで意図的に苦痛を与えるケースや，物質中毒によって時に脱抑制が起きるケースも，性的サディズムと区別しなければならない。

- **特定不能のパラフィリア障害の診断**：この診断は本質的に信頼度が低いため，司法精神の手続きで用いるのには適さない。残念ながら，特定不能の性嗜好異常は広く用いられ，強制入院の手続きではほぼ常にといっていいくらいに不適切に使用されてきた。

DSM-5を読み解く上での注意

不採用となったパラフィリア障害

性犯罪の累犯者を「性暴力犯罪者」に関する法律で精神科医療施設に強制入院させるために，パラフィリアという診断名が司法の場で不用意に使用されてきた。純然たる犯罪性が精神疾患と混同されることも少なくない。性嗜好異常強制障害（Paraphilic Coercive Disorder）という診断名の提案は，DSM-III，DSM-III-R，DSM-IV，DSM-5のすべてで不採用とされたが，強姦犯の精神科医療施設への長期入院を正当化するために，この誤った提案がいまだに頻繁に出されている。これは精神科診断の乱用である。DSM-5は思春期性愛（Hebephilia）という概念（思春期後の子どもと性行為を持つことを精神疾患とする提案）を明確に退けた。思春期性愛の概念を司法の手続きで用いる余地はない。

性と性別に関する問題

第16章
Disorders Related to Physical Symptoms

身体症状と関連のある障害群

本章の構成

- 身体症状症 (Somatic Symptom Disorder)
- DSM-5を読み解く上での注意:DSM-5身体症状症の過剰診断を避けること
- 転換性障害／変換症 (機能性神経症状症)
  (Functional Neurological Symptom Disorder)
- 医学的疾患に影響する心理的要因
  (Psychological Factors Affecting Medical Condition)
- 虚偽性障害／作為症 (Factitious Disorder)

■ 300.82 身体症状症

　DSM-5は，身体症状に関する心配が臨床的に著しい苦痛または機能の障害のレベルに達している一群を括るために身体症状症 (Somatic Symptom Disorder) という診断分類を新設した (DSM-IVの身体化障害，心気症，疼痛性障害，鑑別不能型身体表現性障害を含む)。ただし，これは途方もなく包括的な分類であるため，明らかに妥当な場合のみにしか使用しないように筆者は勧めたい (後出の「DSM-5を読み解く上での注意」欄を参照のこと)。

スクリーニングのための質問例

「健康に関する心配で頭がいっぱいですか？」

診断典型例

　身体症状や健康に関する心配に完全にとらわれている。その度合いは，妥当だと思われる域をはるかに超え，臨床的に著しい苦痛または機能の障害を引き起こし，明らかに臨床的関心を必要とするほどである。身体検査で陰性だったにもかかわらず，そのとらわれは深刻で広範かつ持続的であり，現実的な再保証の言葉によっても解消されないうえに，現実の健康リスクともまったく釣り合っていない。健康問題に生活が振り回され，生活リズムにも，家庭にも，仕事にも深刻な支障を来している。頻繁に医師の診察を受けるが，ただもどかしさを感じるだけである。満足のいく答えも，建設的な解決策も，誰も示してくれないからである。

鑑別診断・除外すべき状態

- **健康に関するごく一般的な懸念**：そのような懸念は誰にでもあるが，それが精神疾患の診断を要するような，臨床的に著しい苦痛または機能の障害を引き起こすことはめったにない。
- **隠れた医学的疾患**：その原因不明の身体症状は，医学的疾患によって生じている可能性がある。不可解な身体症状を呈し，一つの明確な診断名にたどり着くまでに時間がかかるような身体疾患は，数多くある。診断名がまだ不明だからというだけで，その症状が心理的なものだと性急に決めつけてはならない。わからない状態でいるのは苦しいものであるが，あわてて誤った危険な判断を下すよりはずっとましである。
- **医学的疾患を有した場合の予測可能な反応**：がん，糖尿病，心臓病などを抱えた人が，その病気の通常のパターンにはっきりとは

当てはまらない新たな症状を警戒し心配している場合には、この診断名を用いるべきではない。何らかの診断名が必要となる場合は、適応障害を用いるようにする。
- **他の精神疾患**：抑うつ障害，双極性障害，不安障害／不安症，精神病性障害，身体醜形障害／醜形恐怖症などの多くの精神疾患では、身体症状がよく見られる。
- **詐病**：利益目的で、意識的に症状がある振りをするか、症状を誇張する。
- **虚偽性障害／作為症**：病人としての恩恵を受けるため、意識的に症状がある振りをするか、症状を誇張する。

診断のコツ

- **境界の難しさ**：このような患者は精神医学と身体医学の境界に位置し、両者に厄介な問題を突きつけ、どちらの医学でもうまく治療できない場合が多い。身体疾患と精神保健の専門家による密な協力が不可欠である。
- **入念な身体的評価**：問題をすぐに患者の気のせいにしてはならない。症状の原因が不明な場合、それは以前の検査が綿密ではなかったのかもしれないし、身体疾患がまだはっきり現れていなかったからかもしれない。
- **評価と治療を過剰に行わないこと**：患者は、不要な検査と見当違いの治療を驚くほど多く受けていることがある。それは費用がかかるだけでなく、かえって健康に危険な場合も多い。何人もの医師が異なる目的をもって治療にあたっていたり、同じことを繰り返していたりすることも少なくない。診断と治療の一元化と調整を図るべきである。
- **他の精神疾患の評価**：身体症状は双極性障害，抑うつ障害，不安障害／不安症，精神病性障害といった精神疾患の初期の徴候である場合が多い。身体症状症の診断を下すことは、最初にとるべき鑑別の選択肢ではなく、最後の選択肢とすべきである。まずは、

可能性のあるすべての精神疾患と身体疾患を除外することが先である。

- **いくつかの身体症状を抱えながら暮らす**：人間の身体と心理を考えてみると、私たちが原因不明の不可解な身体症状に悩まされるのは避けられないことである。その悩みが精神疾患になるのは、機能に重度な影響を及ぼしはじめ、臨床的に著しい苦痛または機能の障害を引き起こしている場合のみである。
- **文化的要因**：世界の多くの地域で（最近まで西洋諸国でも）身体症状は心理的苦痛を表す主な手段である。身体症状をよくみられる正常なものと解釈するか、精神疾患の徴候と解釈するかの境界は、文化ごとに大きく異なる。身体症状に対する臨床評価は、患者の文化的背景を踏まえて行わなければならない。

DSM-5 を読み解く上での注意

DSM-5 身体症状症の過剰診断を避けること

臨床家は、DSM-5 身体症状症の診断をあまりにも広範囲に下さないよう注意したほうがよい。そうでなければ、身体的な問題に精神疾患という誤ったラベルを貼ってしまう恐れがある。なぜなら、この診断は、(1) ある人の身体症状または心配が「すべて気のせい」だという、得てして誤った結論に飛躍させたり、(2) 身体疾患に示して当然である正常な感情的反応に精神疾患という誤ったラベルを貼ったりしてしまうからである。

身体疾患の患者に不適切な精神科診断を下すと、さまざまな弊害が発生する。たとえば、スティグマが生じ、自尊心が失われ、介護者や家族が否定的な認識を抱くこともある。精密検査が不完全なまま途中で打ち切られるために、身体疾患や精神疾患が見逃されることもある。不適切な向精神薬が処方されることもある。また雇用、医療補償、障害補償、医療サービス、社会サービス、そして職場での配慮に関して、不利益を被るといったことがある。

身体疾患と精神疾患の境界は本質的に見きわめにくい。特に、多くの精神疾患が身体疾患と見紛いやすい顕著な身体症状を示すため、なおさら識別が困難になる。もっともよい例は、パニック発作

を起こす人が，めまいや息切れや動悸のために，往々にして膨大な数の検査を受けることである。実際には，これらの症状はパニック発作で起きる過換気によるものにすぎない。また，実際に抱えている疾患や恐れている疾患に対する感情的苦痛が，精神科的処置を要するほど強まる人もいる。しかし，身体症状を過度に心理的なものと見なすことや，病気に対して示す正常な反応に誤ったラベルを貼ることには，深刻なリスクが付いて回ると筆者は考える。

■ 300.11 転換性障害／変換症（機能性神経症状症）

スクリーニングのための質問例

「麻痺が起きたり，感覚がなくなったり，発作が起きたりすることがありますか？」

診断典型例

精密な神経学的検査を行っても説明できない神経症状を呈している。特に多いのが，発作，麻痺，歩行障害，会話または嚥下の困難である。症状は，ストレスの多い出来事の後に起きるか，心理的葛藤を示すか，疾病利得をもたらす場合がきわめて多い。

鑑別診断・除外すべき状態

- **神経疾患**：たとえば，転換性障害／変換症（機能性神経症状症）と誤診された者が脳腫瘍で亡くなる場合などがある。
- **主診断が精神病性障害**：転換性障害／変換症（機能性神経症状症）の「偽性幻覚」では，現実検討が保たれており，また他の精神病症状は認めず，複数の知覚がかかわる症状があるなど，腑に

落ちない点が多い。
- **詐病または虚偽性障害／作為症**：意識的にその症状がある振りをしている。

診断のコツ

- **典型的な症状**：転換性障害／変換症（機能性神経症状症）の患者が示す症状は、いかなる解剖学的パターンにもしたがっていないことが多い。患者の知識と経験が豊富であればあるほど、症状は神経学症候に則したものになることがある。
- **真性の疾患との関係**：真性の疾患をもっとも上手にまねることができるのは、実際にその疾患を有している患者である（例 転換性障害／変換症（機能性神経症状症）の発作と真性のけいれん発作の両方を示す人など）。
- **文化的要因**：西洋文化では転換性障害／変換症（機能性神経症状症）が100年前までよく見られたが、いまではきわめてまれになっている。しかし、それ以外の多くの地域（および西洋文化の一部）では、いまだに転換性障害／変換症（機能性神経症状症）が特に頻繁に見られる疾患の一つに挙げられている。
- **流行診断**：転換性障害／変換症（機能性神経症状症）の症状は流行しやすいこともあり、「集団ヒステリー」のエピソードでは、大勢の人に同時に現れることがある。

316 医学的疾患に影響をする心理的要因

スクリーニングのための質問例

「心理的状態が症状に影響をあたえていますか？」

診断典型例

　医学的疾患は，心理的要因によって悪化することがあるし，きわめて多彩な形を取る可能性もある。たとえば，うつ病が心臓発作後のリスクを高めたり，受動攻撃性の人が処方の指示に従わなかったり，病気を否認している者が必要な手術を拒んだり，ストレスによって偏頭痛が起きやすくなったり，クリスチャンサイエンス[▷訳者注]の信者がぜんそくに対する医療を受けに来なかったり，治療へのコンプライアンス不良のために身体疾患が再発するケースなどが考えられる。

鑑別診断・除外すべき状態

- **医学的疾患による精神疾患**：心理的要因が医学的疾患を悪化させているのではなく，医学的疾患自体が精神的健康に悪影響を与えている。
- **虚偽性障害／作為症と詐病**：その医学的疾患は虚偽である。

診断のコツ

- **精神疾患ではない**：医学的疾患に影響を与えている心理的要因は，精神疾患ではないが，本書では，身体疾患や，その治療に影響しそうな問題に焦点が当てるために，便宜上，本書ではここに掲載した。
- **医学的疾患に悪影響を与える要因**：たとえば，パーソナリティ特性，ストレス，不健康な食事やライフスタイルなどが考えられる。

[▷訳者注] ボストンに創設されたキリスト教系新興宗教。

■ 虚偽性障害／作為症

300.16 心理的症状のある虚偽性障害／作為症
300.19 身体的症状のある虚偽性障害／作為症
300.19 心理的および身体的症状を併せ持つ虚偽性障害／作為症

スクリーニングのための質問例

「何か症状をつくりだしたり誇張したりしていませんか？」

診断典型例

本人は病人となって世話を受けるために，精神的または身体的な疾患を装っている。ずっと患者でありつづけ，世話を受けることが，その人の生き方になっている。医師や病院を渡り歩く場合もあり，患者でいること以外，人生の中ですることも目標も持っていない。

鑑別診断・除外すべき状態

- **真性の疾患**：疾患は虚偽ではない。
- **詐病**：患者になって医療を受けたいからではなく，もっとわかりやすい了解可能な理由で（例 金銭的利益や収監逃れのために）疾患を装っている。
- **身体症状症**：意識的に症状があるようなフリをしているのではない。

診断のコツ

- **過剰検査，過剰治療を避けること**：虚偽性障害の人は往々にして，もっともらしい臨床像をきわめて巧みに作り出せるように

なっている。その結果，高価かつ不要で非常に有害になりかねない診断検査や治療介入を数多く受けることがある。
- **身体疾患の典型的ではない現れ方や，劇的な現れ方に注意すること**：それほど熟練していない者は，病人を大げさに演じがちで，症状を正確に示すことが下手である場合が多い。
- **真性の疾患に注意すること**：虚偽性障害の人も病気にかかる。これまで受けてきた複雑な医療介入が原因になることも多い。

第17章
Dissociative Disorders

解離性障害／解離症群

本章の構成

- DSM-5を読み解く上での注意：解離性障害／解離症
  —— 流行診断への警戒
- 解離性同一性障害／解離性同一性症 (Dissociative Identity Disorder)
- DSM-5を読み解く上での注意：解離性同一性障害／解離性同一性症
- 解離性健忘 (Dissociative Amnesia)
- DSM-5を読み解く上での注意：解離性健忘
- 離人感・現実感消失障害／離人感・現実感消失症
  (Depersonalization/Derealization Disorder)
- 特定不能の解離症 (Unspecified Dissociative Disorder)

DSM-5を読み解く上での注意

解離性障害／解離症 —— 流行診断への警戒

精神医学の歴史を見ると，解離性障害／解離症の流行診断が繰り返し起きている。ただし，解離性障害／解離症にはいくつかの種類がある。筆者が本章で警戒を促したいのは，その中の二つ，解離性同一性障害／解離性同一性症（DSM-IV刊行までは多重人格障害 (Multiple Personality Disorder: MPD) と呼ばれていたもの）と，解離性健忘（とん走および回復した記憶）に対してである。

225

> そもそも精神科診断の流行診断は，一つの刺激的な説をきっかけとして始まる。そして，だまされやすいカリスマ治療者の一群がその説を後押しし，暗示にかかりやすく，芝居がかった大勢の患者が，それを劇的に表して広めていく。「解離」はたびたび刺激的な説の供給源となってきた。たとえば，何かが切り離されて患者の心の奥深くに抑圧され，その何かを意識上に引き戻せば患者は回復できるという考えがそれである。問題は，「抑圧されてきた」事柄が，架空の内容になりかねないことである。治療者と患者が共同で行う創造的な空像によって作り上げられてしまうのである。このような共同作業の産物は，心理的な事実とも実際の事実とも，ほぼ，あるいは完全に無縁なものである場合が多い。

■ 300.14 解離性同一性障害／解離性同一性症

解離性同一性障害／解離性同一性症は，すべての精神疾患診断の中で特に流行しがちなものである。現在はおさまっているが，次の流行が始まっても，それに安易に乗ってはならない。それどころか，この診断名自体を全面的に避けるよう勧めたい。以下の「DSM-5を読み解く上での注意」欄でその理由を説明する。

DSM-5を読み解く上での注意

解離性同一性障害／解離性同一性症

医原性

解離性同一性障害／解離性同一性症の原因はたいてい，熱心な治療者が，きわめて暗示にかかりやすい患者から複数の人格を引き出すことにある。

流行の火つけ役

多くの場合，ヒットした映画やベストセラーによって，解離性同一性障害／解離性同一性症が巷の話題になる。映画『イブの三つの顔』(The Three Faces of Eve) や映画『多重人格・シビルの記憶』(Sybil) は人気を博したが，意図しない多大な害も生じた。

最近のニセ流行

1990年代の解離性同一性障害／解離性同一性症の蔓延を助長したのは，未熟な治療者が，従順で想像力豊かな患者に，内なる「交代人格」の自己と接するよう促したことだった。このような治療者はときに催眠術などの退行技法を用いて，内なる心理的苦痛と葛藤を，過去に「抑圧された人格」へと魔法のごとく変容させることに成功した。これらの人格はどういうわけか，治療者に呼び出されて目覚めるのを待つのであった。

利益目的

実のところ，解離性同一性障害／解離性同一性症はいわばちょっとした家内産業となったりする。全米各地で数多くの週末ワークショップが開かれ，胸躍るような新たな技法が治療者に伝授される。しかし，実際にはそれはシャーマンの時代からあるような古い技法だった。ほんの数日後には，生まれたばかりの解離の「専門家」が，新たな「交代人格」または「多重人格」を創出するために世に送り出された。人格を増やすための完璧な環境を提供しようと，高額の料金を取る長期入院病棟も設けられた。さらに，インターネットがこの流れを増幅させた。患者たちが，どれだけ多くの自己に分裂できるかを競い合えるようにして，人格の増殖を互いに手助けしたのである。私がかつて会った患者は，年齢も性別もばらばらの別人格を162も擁し，それらが絶えず内なる会話を続けていると訴えていた。

流行のあっけない終焉

20世紀が終わる頃，このお祭り騒ぎに終止符が打たれた。保険会社が治療費の支払いを中止したのである。患者は分裂した自己をあっという間に統合し，流行前の生活に戻った（パリとウィーンで催眠術が大流行した19世紀終盤にも，同じような解離性同一性障害／解離性同一性症の流行が起きた。しかし，この流行の終わりもやは

り唐突に訪れ，人気の治療法は催眠術から精神分析に変わった）。

教訓

この話題の教訓は，「**流行の診断を追うな**」ということである。急に知れ渡った新たな診断を誰もが抱えているように見えたなら，おそらくその疾患は幻で，実際には誰も抱えていないのだろう。今後解離性同一性障害がまた流行した場合には（そうなることはまず間違いない），騒ぎに呑み込まれてはならない。そして，「多重人格」の引き出し方を教える週末ワークショップにはくれぐれも参加しない方が良いと筆者は考える。

患者への説明の仕方

筆者の友人は，セッション中，ただひたすら人格を増やすことを追求した患者に，この上なく的確な説明をした。「話す相手があなたの中のどの人格でも，私はかまいませんよ。それが治りたがっている人格でさえあれば」と言った。

■ 300.12　解離性健忘

スクリーニングのための質問例

「人生の中で思い出せない箇所がありますか？」

診断典型例

個人的な記憶，特に苦痛とストレスに満ちた出来事の記憶が欠落した「空白箇所」がある。理論上，解離性健忘には2種類ある。

単純健忘──特定の事柄を忘れる。
とん走──自分が誰だったかを忘れ，新たなアイデンティティを得るといわれている。

DSM-5を読み解く上での注意

解離性健忘

とん走

 古いアイデンティティを失って新たなアイデンティティを得るという現象は，映画の中ではひっきりなしに起きているように見えるが，筆者は実際のとん走のケースを見たことがないし，今後，読者が見ることも多くはないと筆者は考える。このテーマは興味を刺激してやまないようだが，真のとん走が実際にあるのかどうかを筆者は疑問に感じる。

回復した記憶

 20年前，解離性健忘の流行が起きた。至るところで突然，人々が記憶を取り戻しはじめたのだが，実はそれは偽りの記憶だった。患者たちは，熱意あふれる未熟な治療者に導かれ，幼少期に強姦を受けていたことに気づいた。その加害者は，親，親以外の家族，教師，子守りだけでなく，ときには宇宙人であることさえあった。幼少期の性的虐待は深刻な問題だが，報告がにわかに激増したことや，報告の行われた場所が緊張に満ちた，暗示のかかりやすい「治療的」環境だったこと，報告の大半が途方もなく信じがたい話だったことを考えると，解離性健忘の甚だしい過剰診断が起きていたものと思われる。結果として家族間の不和という重い代償が生じ，親や子守りの中には，きわめてお末で馬鹿げた証拠によって，起訴はおろか投獄された人さえいる。これもまた，流行による過剰診断が生みかねない悲惨な結果の悲しい実例である。

鑑別診断・除外すべき状態

- **正常なもの忘れ**：特に歳をとれば，もの忘れは日常茶飯事になる。
- **神経損傷または神経疾患**：たとえば，健忘は頭部外傷によるものかもしれない。
- **物質中毒または処方された薬剤の副作用**：これらはいずれも一過性の健忘を引き起こすことがある。

- **心的外傷後ストレス障害（PTSD）または急性ストレス障害**：失われる記憶はストレスに満ちた出来事に限られる。
- **詐病**：「忘れること」で利益が得られるか，個人責任が軽減されるかを判断する。

診断のコツ

- **正常範囲内のもの忘れ**：大半の人は，きわめて断片的な記憶しか持たずに人生の大部分を生きていく。もの忘れはごくありふれた現象である。解離性健忘は皆無に近いほどまれである。
- **解離性健忘は残余診断名**：深刻なもの忘れの理由として，解離性健忘よりもはるかに可能性が高く治療可能な他の要因を，慎重に検討して除外しなければならない。
- **解離性健忘の稀少性**：一過性の健忘は物質中毒のありふれた特徴である。解離性健忘は，医療者としての職業生活の中でおそらく一度も出会わない珍しい疾患だろう。第1章に示したまれな診断に関する一般的なコツの通り，「ブロードウェイでひづめの音が聞えたら，「シマウマ」でなくて「馬」と思え！」（21ページ）を思い出してほしい。
- **頭部外傷**：自動車事故の後に起きた健忘のエピソードは，心理的外傷よりも脳震盪に起因している可能性のほうがはるかに高い。また，頭部外傷を見逃せば，命にかかわる恐れもある。
- **「寝た子を起こすな」**：恐ろしい出来事を思い出すことは，必ずしも良い経験や賢明な考えではない。健忘が臨床的に顕著な苦痛または障害を引き起こしていないのなら，解離性健忘と診断する理由はない。抑圧はいかなる場合でも病的だと勘違いする単純な治療者が多い。これでは「寝た子を起こし」てしまい，医原性の害を生じかねない。

■ 300.6　離人感・現実感消失障害／離人感・現実感消失症

スクリーニングのための質問例

離人感について──「さまざまな日常の動作をしている自分を外から見ているような，奇妙な離脱感を覚えたことがありますか？」

現実感消失について──「ものごとが現実ではないように感じられることがありますか？　目が覚めているのに，まるで夢の中か映画の中に住んでいるような感じです」

診断典型例

　多くの人は時折，自分自身から離脱したような不思議な感覚を覚えることがある。何も考えずにただ日常を送るのではなく，まるで自分の日課をこなしている他人を外から見ているように感じるのである。鏡の中の自分をぱっと見て，一瞬，「あれは誰だ？　自分はこの人とどのような関係なのか？」と考える。この「離人症」には「現実感消失」が伴うことが多い。世界が突然，身近なものとも本物だとも感じられなくなり，奇妙な変調をきたし，誤った速さで再生されている映画のように見えてくる。通常，このような経験には臨床的な重要性はまったくない。多くの場合，これは若年者の成長途上で起きるもので，加齢とともに徐々に消えていく。離人症または現実感消失が精神疾患となるには，それが持続的かつ広範であり，多大な苦痛または機能の障害を引き起こし，独立したものでなければならず，他の疾患や状態のその一部で説明できるものであってはならない。

鑑別診断・除外すべき状態

- **正常範囲内の離人症または現実感消失**：その症状が生活に大きな影響を及ぼしていない。
- **物質中毒**：物質中毒は、他の要因に比べると、離人症または現実感喪失の原因となる可能性がはるかに高い。
- **頭部外傷または他の神経学的状態**：たとえば、てんかん発作によって離人症または現実感消失が起きることがある。
- **他の精神疾患**：精神医学で扱うほぼすべての状態が、離人症または現実感消失を引き起こしうる。

診断のコツ

- **独立した診断名ではなく、症状としての離人症と現実感消失**：これらが単独の精神疾患となるほど、重症な形態で独立して現れることはめったにない。
- **離人症または現実感消失の正常性**：自分の体が何となくしっくりこないのは、成長途上ではよくあることである。離人症または現実感消失が精神疾患になることはまれにしかない。
- **現実検討**：離人感・現実感消失障害／離人感・現実感消失症という診断を下すためには、現実を把握できる状態が維持されていなければならない。離人症または現実感消失は妄想のレベルで起きることもある（つまり、患者は自分が自分ではないとか、世界が現実のものではないなどと実際に信じている）。これは統合失調症か他の精神病性障害、あるいは精神病症状を伴う重篤な双極性障害か抑うつ障害の症状であることを示す。
- **離人感・現実感消失障害／離人感・現実感消失症は残余診断名**：ほとんどの精神疾患だけでなく、脳へのさまざまな損傷でも、離人症が随伴症状として現れることがある。考えられる明確な原因がすべて除外された場合にのみ、離人感・現実感消失障害／離人感・現実感消失症と診断すべきである。

- **物質中毒**：前述したように，さまざまな物質の中毒は，離人症または現実感消失を引き起こしたり悪化させたりすることがよくある。
- **恐怖を与える症状**：離人症や現実感消失を，自分の頭がおかしくなる徴候だと思う人もいる（特にパニック発作中にこの症状を経験する）。再保証を与え，その経験が正常なものだと伝えることが非常に効果的な場合がある。

■ 300.15 特定不能の解離症

トランス状態を含む一部の文化結合症候群も，臨床的に著しい苦痛または機能の障害を引き起こしていれば，特定不能の解離症と診断されうる。

第18章

Codes for Conditions That May Be a Focus of Clinical Attention but Are Not Mental Disorders

臨床的関与の対象となることのある状態
（ただし精神疾患ではないもの）

■ 提案：これらのコード番号をもっと活用しよう

　DSM-5では，明らかに精神疾患ではないが，精神保健従事者の専門的技能が必要とする，よくみうける状態・問題の数々が独立した章として掲載されている。本章のコード番号がもっと頻繁に臨床場面で用いられ，さまざまな精神疾患のコード番号の使用が減ることになれば，精神科診断のインフレは抑えられ，世界がもっと生活しやすい場所になると筆者は考える。これらのコード番号は驚くほど現在の臨床場面では使われていない。これは保険会社が得てして保険給付の対象としたがらないことが，大きな要因であろう。しかし，この方針は臨床上，有害であるだけでなく，財政面でも近視眼的である。いったん不要な診断がつけられると，その診断が独自の影響力を持つようになり，当人の一生涯のサービス利用を増やす可能性も高い。それよりも，これらの問題に対する短期間のサービス利用を保険給付の対象とするほうが，結果的に低コストにおさえ，効率的になるであろう。それに，よくみうける生活上の問題を抱えた人に対しては，不要な精神疾患の診断は誤解や混乱ばかりか害さえ招きかねない負担を与えるより，短期の心理的介入で個々の問題に取り組む対処スキルを教えるほうが，はるかに望ましい。

■ 対人関係の問題

　定義上，精神疾患は個人のみに生じるものである。カップルセラピーや家族療法を必要とするほとんどの問題は，以下のコード番号をつけるほうが正確である。

V61.9 　　精神疾患または一般身体疾患に関連した対人関係の問題
V61.20 　親子関係の問題
V61.10 　配偶者との関係の問題
V61.8 　　同胞との関係の問題
V62.81 　特定不能の対人関係の問題

■ 虐待またはネグレクトに関連した問題

　大半の攻撃的行動は精神疾患によるものではなく，以下のコード番号をつけるべきである。同様に，大半の性的虐待も精神疾患によるものではなく，以下のコード番号をつけるべきである。

V61.21 　小児の身体的虐待
　　　　　（対象が被害者である場合，コード番号は995.54）
V61.21 　小児の性的虐待
　　　　　（対象が被害者である場合，コード番号は995.53）
V61.21 　小児のネグレクト
　　　　　（対象が被害者である場合，コード番号は995.52）
V61.12 　成人の身体的虐待（配偶者によるものである場合）
V62.83 　成人の身体的虐待（配偶者以外の者による場合）
　　　　　（対象が被害者である場合，コード番号は995.81）
V61.12 　成人の性的虐待（配偶者によるものである場合）

V62.83 　成人の性的虐待（配偶者以外の者による場合）
　　　　　（対象が被害者である場合，コード番号は995.83）

■ 薬物誘発性運動障害

332.1 　　神経遮断薬誘発性パーキンソニズム
333.92 　神経遮断薬悪性症候群
333.7 　　神経遮断薬誘発性急性ジストニア
333.99 　神経遮断薬誘発性急性アカシジア
333.82 　神経遮断薬誘発性遅発性ジスキネジア
333.1 　　投薬誘発性姿勢振戦
333.90 　特定不能の薬物誘発性運動障害

■ その他の問題

V15.81　治療へのノンコンプライアンス

　治療へのノンコンプライアンスは，治療への無反応のきわめて重要な要因である。

V65.2　詐病

　詐病は，多くの精神疾患の鑑別診断で検討すべきものである。

V71.01　成人の反社会性行動

　素行障害の既往がない場合，成人の反社会性行動をコードすることとなる。

V71.02　小児または青年の反社会的行動

　孤発の非行が素行障害のパターンの一部ではない場合，小児または青年の反社会性行動をコードすることとなる。

V62.89　境界域の知的機能

IQが70を超えている場合，精神疾患があるとは判断されない。

780.9　年齢に関連した認知機能の低下

年齢に関連した認知機能の低下は，認知症の鑑別診断で検討される。正常な老化は，その人が抱える問題の原因にはなっているかもしれないが，精神疾患とは判断されない。

V62.82　死別反応

死別反応は決して精神疾患ではない。ある人が喪失体験に伴う予見可能な症状を示している場合，大うつ病性障害／うつ病と過剰診断すべきではない。このコード番号を用いるべきなのは，遺された人が臨床的関与を必要としてはいるが，精神疾患を有していない場合である。大うつ病性障害／うつ病と診断すべきなのは，症状が重篤か，自殺念慮が顕著か，妄想がある場合のみである。

- V62.3　　学業上の問題
- V62.2　　職業上の問題
- 313.82　同一性の問題
- V62.89　宗教またはスピリチュアルな問題
- V62.4　　異文化受容に関する問題
- V62.89　人生の局面の問題
- 995.2　　特定不能の薬物の副作用

あとがき

Lost in Translation

　昨今のうつ病の拡散をめぐる議論など，精神科診断は，現在もなお議論に事欠かない。1970年代に実施されたUS-UK Diagnostic ProjectやInternational Pilot Study of Schizophreniaの国際共同研究から，国ごとに精神科診断や臨床評価のバラツキは大きく，精神科診断の信頼性が低いことが明らかになった。こうした時勢を受け，アメリカでは，当時のアメリカ精神医学では少数派であったKraepelinによって代表される記述的診断を奉じていたSpitzerらが，まずは精神科診断の標準化を図るべく，記述的診断を重視しながらも，信頼性を確保するため，明快な操作的な診断基準を採用したDSM-III（1980）を作成した。この操作的診断体系は，それ以降DSM-III-R（1987），DSM-IV（1994），DSM-IV-TR（2000）と改訂されるも，基本コンセプトは踏襲されつづけ，2013年にDSM-5が発表された。DSM診断の誕生の経緯を振り返ると，精神科診断を医学の問題として位置づけ，病因の解明が十分でない中，「とりあえず」の診断分類の標準化を図り，その信頼性を高めていこうとする一連の取り組みであったといえよう。

　私は，伝統的診断で教育を受けた世代の指導医から，伝統的診断とDSMやICDといった操作的診断でも臨床教育を受けた世代の精

神科医である。症例検討会において，この患者の診断は，伝統的診断では○○となるが，操作的診断では△△になるといったように，症例を多面的に捉えることができ，たいへん勉強になった。こういった検討会の場で，たびたび精神医学をあまりにも単純化したチェックリスト型の診断と，操作的診断への批判がなされ，研修医であった当時の私としては，実は，DSMは何か浅薄なものといった印象を持っていた。

　DSMに対する見方が大きく変わったのは，私がアメリカに留学をした際に，いくつもの診断面接に陪席していた頃である。その診断面接は，まず作業同盟の構築を主眼に，医師と患者との豊かな対話から始まり，対話と観察を通してその患者のhistory（文脈情報）をある程度理解した上で，現在の困っていることを把握しながら，横断的な症状を整理し，DSM診断を行うといった具合であった。こうした診断面接の多くは，大学病院であったためか，DSM診断の半構造化面接（Structured Clinical Interview for DSM-IV）を用いて行われていた。私は，DSM診断面接において診断基準が合致するか否かの診断モジュールに入る前の導入部（overview section）がこれほどまでに豊かなものとはまったく想像しておらず，私が抱いていたDSM診断は，チェックリストといった浅薄な印象は，もろくも崩れていった。さらに，治療計画の立案に際してはDSM-IVのI軸診断のみで行われることはなく，II軸からV軸の多軸，特に治療の予後に関連するIV軸の心理社会的，環境的問題が入念に検討され，症例の定式化（diagnostic formulation）を行い，これをもとに治療選択が行われるといったように，臨床判断が実に鮮やかになされていく過程がたいへん衝撃的あった。この時に私は，DSMの使い方を十分に理解していかなったことを痛感した次第である。

　DSM-5 Section Iの冒頭に，「DSM-5の最も重要な目的は，熟練された臨床医による症例定式化のための評価の一環で実施される精神疾患の診断を補助することであり，それが各々の患者に対して十分説明に基づく治療計画を立案につながるのである」とDSMという「**マニュアル**の使い方」の項に記されている。しかし，わが国

の臨床教育では，このマニュアルとしてのDSMの使い方が，上手く伝えきれず，操作的診断基準に目がいってしまって表面的に使われ，安易な診断がなされることも少なくないといえよう――lost in translationである。本書のサブタイトルは「DSM-5の上手な使い方」であるように，本書の著者であるAllen Frances博士は，過剰診断をもたらす安易なDSM診断面接の実践をどのように避け，診断面接に臨む際に，臨床医としてのどのような点を注意すべきかを本書で説明している。私は本書を読みながら，本書は単なるDSM-5の批判書の類ではなく，確かなDSM診断にたどり着けるように役立つコツが随所に書かれている有用な実践書であると感じた。本書が一人でも多くの日本の専門家に，そして専門家以外の方々に届き，臨床の役に立つならば訳者として望外の喜びである。

　大野裕先生は，研修医の頃からお世話になっている私の恩師であり，尊敬する臨床家である。大野先生とは，以前から分かりやすいDSMの解説書があったらと話をしていたが，このたび金剛出版のご理解を得てDSM-5の発行に合わせて，何とか上梓できたことを喜ばしく思う。本書の翻訳・編集にあたり，金剛出版の中村奈々氏をはじめとする担当の方々に，訳者の遅れがちな翻訳作業を助けていただき，たいへんお世話になった。訳者の一人である柳沢圭子氏にも，翻訳作業を迅速に進めていただいた。翻訳協力には，私がいつもお世話になっている桜ヶ丘記念病院の久江洋企先生，西山豪先生，そして慶應義塾大学認知行動療法研究会の仲間である野上和香先生，阿部晃子先生，小口芳世先生，工藤由佳先生，中尾重嗣先生にご尽力いただいた。そして，慶應義塾大学医学部クリニカルリサーチセンターの佐藤裕史教授，慶應義塾大学医学部精神神経科学教室の三村將教授をはじめとする慶應義塾大学医学部の諸先生の指導を仰ぎながら今日に至っている。これらの方々のお力なくして本書の陽の目をみることはなかった。心から感謝申しあげたい。

　2014年1月

中川　敦夫

症状による疾患の索引

あ

悪夢
  悪夢障害（悪夢症） 194-195
  急性ストレス障害 116
  心的外傷後ストレス障害（PTSD）
  112-115

アパシー（無感情）
  気分循環性障害 74-75
  急性ストレス障害 116
  心的外傷後ストレス障害（PTSD）
  112-115
  双極Ⅰ型障害 64-70
  双極Ⅱ型障害 70-73
  大うつ病性障害／うつ病 49-55
  他の医学的疾患によるパーソナリ
    ティ変化 167
  統合失調症 120-125
  物質依存 140-143
  物質中毒 145-146
  物質乱用 143-145
  物質離脱 146-147
  持続性抑うつ障害（気分変調症）
  56-57

易刺激性
  気分循環性障害 74-75
  急性ストレス障害 116
  境界性パーソナリティ障害
  163-164
  持続性抑うつ障害（気分変調症）
  56-57
  心的外傷後ストレス障害（PTSD）
  112-115
  せん妄 151-154
  双極Ⅰ型障害 64-70
  双極Ⅱ型障害 70-73
  素行障害／素行症 29-32
  大うつ病性障害／うつ病 49-55
  短期精神病性障害 132-133
  統合失調感情障害 126-127
  統合失調症 120-125
  統合失調症様障害 126
  認知症 155-160
  反抗挑戦性障害／反抗挑発症
  32-34
  反社会性パーソナリティ障害
  164
  物質依存 140-143
  物質中毒 145-146

物質乱用 143-145
物質離脱 146-147

うつ／悲哀
　持続性抑うつ障害（気分変調性症）
　　.. 56-57
　死別反応（V62.82） 237
　双極Ⅰ型障害 64-70
　双極Ⅱ型障害 70-73
　他の医学的疾患による双極性障害
　　.. 76-77
　他の医学的疾患による抑うつ障害
　　.. 60-62
　適応障害 117-118
　特定不能の気分障害 62, 78
　特定不能の双極性障害 78
　特定不能の抑うつ障害 62
　物質誘発性双極性障害 75-76
　物質誘発性抑うつ障害 59-60
運動行動
　強迫性障害／強迫症 98-103
　自閉症スペクトラム障害／自閉ス
　　ペクトラム症 34-38
　チック障害／チック症 107-109
　薬物誘発性運動障害 236

か

解体した思考，会話，行動
　急性ストレス障害 116
　せん妄 151-154
　双極Ⅰ型障害 64-70
　双極Ⅱ型障害 70-73
　大うつ病性障害／うつ病 49-55
　短期精神病性障害 132-133
　統合失調型パーソナリティ障害
　　.. 166
　統合失調感情障害 126-127
　統合失調症 120-125

統合失調症様障害 126
認知症 155-160
物質依存 140-143
物質中毒 145-146
物質誘発性精神病性障害
　....................................... 134, 147-148
物質乱用 143-145
物質離脱 146-147
回避
　急性ストレス障害 116
　強迫性障害／強迫症 98-103
　限局性恐怖症 89-91
　社交不安障害／社交不安症
　　（社交恐怖） 86-88
　心的外傷後ストレス障害（PTSD）
　　.. 112-115
　スキゾイドパーソナリティ障害／
　　シゾイドパーソナリティ障害
　　.. 166
　統合失調型パーソナリティ障害
　　.. 166
　統合失調感情障害 126-127
　統合失調症 120-125
　パニック障害／パニック症
　　.. 79-82
　広場恐怖症 83-86
　妄想性パーソナリティ障害／
　　猜疑性パーソナリティ障害
　　.. 166
　妄想性障害 127-130
解離
　解離性健忘 228-230
　解離性同一性障害／解離性同一性症
　　.. 226-228
　特定不能の解離症 233
過換気，パニック障害／パニック症
　.. 79-82
過食
　過食性障害 184

神経性大食症／神経性過食症
　　　　.................................. 181-183
　　神経性無食欲症／神経性やせ症／
　　　過食・排出型 180
　　大うつ病性障害／うつ病 49-55
感情鈍麻
　　急性ストレス障害 116
　　強迫性パーソナリティ障害 165
　　自閉症スペクトラム障害／
　　　自閉スペクトラム症 34-38
　　心的外傷後ストレス障害（PTSD）
　　　.................................. 112-115
　　スキゾイドパーソナリティ障害／
　　　シゾイドパーソナリティ障害
　　　.................................. 166
　　せん妄 151-154
　　大うつ病性障害／うつ病 49-55
　　他の医学的疾患によるパーソナリ
　　　ティ変化 167
　　統合失調型パーソナリティ障害
　　　.................................. 166
　　統合失調感情障害 126-127
　　統合失調症 120-125
　　統合失調症様障害 126
　　認知症 155-160
　　物質依存 140-143
　　物質中毒 145-146
　　物質乱用 143-145
　　物質離脱 146-147
観念奔逸
　　気分循環性障害 74-75
　　双極Ⅰ型障害 64-70
　　双極Ⅱ型障害 70-73
　　統合失調感情障害 126-127
　　物質依存 140-143
　　物質中毒 145-146
　　物質乱用 143-145
　　物質離脱 146-147

記憶障害
　　解離性健忘 228-230
　　急性ストレス障害 116
　　心的外傷後ストレス障害（PTSD）
　　　.................................. 112-115
　　せん妄 151-154
　　双極Ⅰ型障害 64-70
　　双極Ⅱ型障害 70-73
　　大うつ病性障害／うつ病 49-55
　　認知症 155-160
　　物質依存 140-143
　　物質中毒 145-146
　　物質乱用 143-145
　　物質離脱 146-147
気分の高揚
　　気分循環性障害 74-75
　　せん妄 151-154
　　双極Ⅰ型障害 64-70
　　双極Ⅱ型障害 70-73
　　統合失調感情障害 70-73
　　認知症 155-160
　　物質依存 140-143
　　物質中毒 145-146
　　物質乱用 143-145
　　物質離脱 146-147
気分変動
　　気分循環性障害 74-75
　　せん妄 151-154
　　双極Ⅰ型障害 64-70
　　双極Ⅱ型障害 70-73
　　統合失調感情障害 126-127
境界域の知的機能（V62.89）........ 237
強迫
　　強迫性障害／強迫症 98-103
　　神経性無食欲症／神経性やせ症
　　　.................................. 179-181
　　身体醜形障害／醜形恐怖症
　　　.................................. 103-105

他の医学的疾患による強迫性障害／
　　強迫症または関連障害／関連症
　　.. 110
　ためこみ症 105-107
　チック障害／チック症 107-109
　特定不能の強迫性障害／強迫症
　　または関連障害／関連症 111
　抜毛症 109-110
　物質依存 140-143
　物質中毒 145-146
　物質誘発性強迫性障害／強迫症
　　または関連障害／関連症 110
　物質乱用 143-145
　物質離脱 146-147
虚偽の症状
　虚偽性障害／作為症 223-224
　詐病（V.65.2） 236
　素行障害／素行症 29-32
　反社会性パーソナリティ障害
　　.. 164
　物質依存 140-143
　物質中毒 145-146
　物質乱用 143-145
　物質離脱 146-147
緊張病
　神経遮断薬悪性症候群 236
　双極Ⅰ型障害 64-70
　双極Ⅱ型障害 70-73
　大うつ病性障害／うつ病 49-55
　他の医学的疾患による緊張病性障害
　　.. 135-136
　短期精神病性障害 132-133
　統合失調感情障害 126-127
　統合失調症 120-125
　統合失調症様障害 126
　物質誘発性精神病性障害
　　................................... 134, 147-148

軽躁
　気分循環性障害 74-75

せん妄 151-154
双極Ⅱ型障害 70-73
物質依存 140-143
物質中毒 145-146
物質乱用 143-145
物質離脱 146-147
幻覚
　せん妄 151-154
　双極Ⅰ型障害 64-70
　双極Ⅱ型障害 70-73
　大うつ病性障害／うつ病 49-55
　他の医学的疾患による精神病性障害
　　.. 135
　短期精神病性障害 132-133
　統合失調感情障害 126-127
　統合失調症 120-125
　統合失調症様障害 126
　認知症 155-160
　物質誘発性精神病性障害
　　................................... 134, 147-148
健忘
　解離性健忘 228-230
　急性ストレス障害 116
　心的外傷後ストレス障害（PTSD）
　　.. 112-115
　せん妄 151-154
　認知症 155-160

攻撃性
　間欠性爆発性障害 174-176
　気分循環性障害 74-75
　境界性パーソナリティ障害
　　.. 163-164
　双極Ⅰ型障害 64-70
　双極Ⅱ型障害 70-73
　素行障害／素行症 29-32
　大うつ病性障害／うつ病 49-55
　他の医学的疾患による精神病性障害
　　.. 135

症状による疾患の索引　　　　　　　　**245**

他の医学的疾患によるパーソナリ
ティ変化 167
短期精神病性障害 132-133
知的能力障害（知的発達障害）
.... 40-42
適応障害 117-118
統合失調感情障害 126-127
統合失調症 120-125
統合失調症様障害 126
反抗挑戦性障害／反抗挑発症
.... 32-34
反社会性パーソナリティ障害
.... 164
放火症 176-177
妄想性障害 127-130
興奮・焦燥
間欠性爆発性障害 174-176
境界性パーソナリティ障害
.... 163-164
せん妄 151-154
双極Ⅰ型障害 64-70
双極Ⅱ型障害 70-73
大うつ病性障害／うつ病 49-55
他の医学的疾患による精神病性障害
.... 135
他の医学的疾患によるパーソナリ
ティ変化 167
短期精神病性障害 132-133
知的能力障害（知的発達障害）
.... 40-42
統合失調感情障害 126-127
統合失調症 120-125
統合失調症様障害 126
認知症 155-160
反抗挑戦性障害／反抗挑発症
.... 32-34
物質依存 140-143
物質中毒 145-146
物質誘発性精神病性障害
.... 134, 147-148

物質乱用 143-145
物質離脱 146-147
妄想性障害 127-130
誇大
気分循環性障害 74-75
自己愛性パーソナリティ障害
.... 164
双極Ⅰ型障害 64-70
双極Ⅱ型障害 70-73
他の医学的疾患によるパーソナリ
ティ変化 167
統合失調感情障害 126-127
統合失調症 120-125
統合失調症様障害 126
認知症 155-160
物質依存 140-143
物質中毒 145-146
物質乱用 143-145
物質離脱 146-147
妄想性障害 127-130

さ

自殺関連行動
境界性パーソナリティ障害
.... 163-164
せん妄 151-154
双極Ⅰ型障害 64-70
双極Ⅱ型障害 70-73
素行障害／素行症 29-32
大うつ病性障害／うつ病 49-55
短期精神病性障害 132-133
統合失調感情障害 126-127
統合失調症様障害 126
認知症 155-160
物質依存 140-143
物質中毒 145-146
物質乱用 143-145
物質離脱 146-147

妄想性障害 127-130
死別反応（V62.82） 237
射精の問題
    射精遅延 203-204
    早漏 202-203
    他の医学的疾患による性機能不全
    209-210
    物質誘発性性機能不全 207-208
    勃起障害 201-202
衝動性
    間欠性爆発性障害 174-176
    気分循環性障害 74-75
    境界性パーソナリティ障害
    163-164
    窃盗症 177-178
    せん妄 151-154
    双極Ⅰ型障害 64-70
    双極Ⅱ型障害 70-73
    素行障害／素行症 29-32
    大うつ病性障害／うつ病 49-55
    注意欠如・多動性障害／注意欠如・多動症（ADHD） 25-29
    統合失調感情障害 126-127
    統合失調症 120-125
    統合失調症様障害 126
    認知症 155-160
    パラフィリア障害群 210-215
    反社会性パーソナリティ障害
    164
    物質依存 140-143
    物質中毒 145-146
    物質誘発性精神病性障害
    .... 134, 147-148
    物質乱用 143-145
    物質離脱 146-147
    放火症 176-177
小児性愛，小児性愛障害 211
食欲に関する問題
    神経性大食症／神経性過食症
    181-183
    神経性無食欲症／神経性やせ症
    179-181
    大うつ病性障害／うつ病 49-55
    物質依存 140-143
    物質中毒 145-146
    物質乱用 143-145
    物質離脱 146-147
女性の性機能不全
    女性オルガズム障害 205-206
    女性の性的関心・興奮障害
    204-205
    性器－骨盤痛・挿入障害 ... 206-207
    他の医学的疾患による性機能不全
    209-210
    特定不能の性機能不全 210
    物質誘発性性機能不全 207-208
身体イメージの歪み
    神経性無食欲症／神経性やせ症
    179-181
    身体醜形障害／醜形恐怖症
    103-105
侵入思考／イメージ
    強迫性障害／強迫症 98-103
    急性ストレス障害 116
    身体醜形障害／醜形恐怖症
    103-105
    心的外傷後ストレス障害（PTSD）
    112-115
    パラフィリア障害群 210-215

睡眠の問題
    悪夢障害（悪夢症） 194-195
    概日リズム睡眠覚醒障害 189-190
    覚醒の障害 193
    過眠障害 191-192
    睡眠時無呼吸 192-193
    他の医学的疾患による過眠症
    196
    他の医学的疾患による不眠症
    196

特定不能の過眠症 197
特定不能の不眠症 197
物質誘発性睡眠障害 196
不眠障害 187-189
レム睡眠行動障害 195

精神運動制止
　せん妄 151-154
　大うつ病性障害／うつ病／重傷,
　　精神病性病像の特徴を伴うもの
　　.. 50
　統合失調感情障害 126-127
　統合失調症 120-125
　統合失調症様障害 126
　認知症 155-160
精神病
　強迫性障害／強迫症 98-103
　共有精神病性障害（二人組精神病）
　　.. 131-132
　せん妄 151-154
　双極Ⅰ型障害／精神病性病像を
　　伴う重度 65
　双極Ⅱ型障害／精神病性病像を
　　伴う重度 70-73
　大うつ病性障害／うつ病／重傷,
　　精神病性病像の特徴を伴うもの
　　.. 50
　他の医学的疾患による精神病性障害
　　.. 135
　短期精神病性障害 132-133
　統合失調感情障害 126-127
　統合失調症 120-125
　統合失調症様障害 126
　特定不能の精神病性障害 137
　物質誘発性精神病性障害
　　.................................. 134, 147-148
　妄想性障害 127-130
　性的サディズム, 性的サディズム
　　障害 212

性的マゾヒズム, 性的マゾヒズム
　障害 212
窃盗
　素行障害／素行症 29-32
　窃盗症 177-178
　反社会性パーソナリティ障害
　　.. 164
せん妄
　他の医学的疾患によるせん妄 ... 151
　特定不能のせん妄 151
　物質誘発性せん妄 151

躁病
　せん妄 151-154
　双極Ⅰ型障害 64-70
　他の医学的疾患による双極性障害
　　.. 76-77
　特定不能の双極性障害 78
　物質依存 140-143
　物質中毒 145-146
　物質誘発性双極性障害 75-76
　物質乱用 143-145
　物質離脱 146-147

た

体重減少
　神経性無食欲症／神経性やせ症
　　.. 179-181
　双極Ⅰ型障害 64-70
　双極Ⅱ型障害 70-73
　大うつ病性障害／うつ病 49-55
　認知症 155-160
　物質依存 140-143
　物質中毒 145-146
　物質乱用 143-145
　物質離脱 146-147

対人関係の問題 235
多動
　気分循環性障害 74-75
　せん妄 151-154
　双極 I 型障害 64-70
　双極 II 型障害 70-73
　短期精神病性障害 132-133
　注意欠如・多動性障害／注意欠如・
　　多動症（ADHD） 25-29
　統合失調感情障害 126-127
　統合失調症 120-125
　統合失調症様障害 126
　物質依存 140-143
　物質中毒 145-146
　物質誘発性精神病性障害
　　..................... 134, 147-148
　物質乱用 143-145
　物質離脱 146-147
ためこみ，ためこみ症 105-107
男性の性機能不全
　射精遅延 203-204
　早漏 202-203
　他の医学的疾患による性機能不全
　　..................... 209-210
　男性の性欲低下障害 200-201
　特定不能の性機能不全 210
　物質誘発性性機能不全 207-208
　勃起障害 201-202

チック，チック障害／チック症
　..................... 107-109
治療へのノンコンプライアンス
　（V15.81） 236

転導性
　気分循環性障害 74-75
　せん妄 151-154
　双極 I 型障害 64-70
　双極 II 型障害 70-73
　大うつ病性障害／うつ病 49-55

　注意欠如・多動性障害／注意欠如・
　　多動症（ADHD） 25-29
　統合失調感情障害 126-127
　統合失調症 120-125
　統合失調症様障害 126
　認知症 155-160
　物質依存 140-143
　物質中毒 145-146
　物質乱用 143-145
　物質離脱 146-147

は

排出／嘔吐
　神経性大食症／神経性過食症
　　..................... 181-183
　神経性無食欲症／神経性やせ症／
　　過食・排出型 180
破壊的行動（突発性行動）
　気分循環性障害 74-75
　境界性パーソナリティ障害
　　..................... 163-164
　窃盗症 177-178
　素行障害／素行症 29-32
　双極 I 型障害 64-70
　双極 II 型障害 70-73
　大うつ病性障害／うつ病 49-55
　他の医学的疾患によるパーソナリ
　　ティ変化 167
　短期精神病性障害 132-133
　適応障害 117-118
　統合失調感情障害 126-127
　統合失調症 120-125
　統合失調症様障害 126
　反抗挑戦性障害／反抗挑発症
　　..................... 32-34
　反社会性パーソナリティ障害
　　..................... 164
　物質依存 140-143

物質中毒 145-146
　物質乱用 143-145
　物質離脱 146-147
　放火症 176-177
抜毛, 抜毛症 109-110
パラノイア
　共有精神病性障害（二人組精神病）
　　 131-132
　せん妄 151-154
　双極Ⅰ型障害／精神病性病像を
　　伴う重度 65
　双極Ⅱ型障害／精神病性病像を
　　伴う重度 70-73
　大うつ病性障害／うつ病／重傷,
　　精神病性病像の特徴を伴うもの
　　 50
　他の医学的疾患による精神病性障害
　　 135
　短期精神病性障害 132-133
　統合失調型パーソナリティ障害
　　 166
　統合失調感情障害 126-127
　統合失調症 120-125
　統合失調症様障害 126
　特定不能の精神病性障害 137
　認知症 155-160
　物質依存 140-143
　物質中毒 145-146
　物質誘発性精神病性障害
　　 .... 134, 147-148
　物質乱用 143-145
　物質離脱 146-147
　妄想性障害 127-130
　妄想性パーソナリティ障害／猜疑
　　性パーソナリティ障害 166

不安
　急性ストレス障害 116
　強迫性障害／強迫症 98-103
　限局性恐怖症 89-91

　社交不安障害／社交不安症
　　（社交恐怖） 86-88
　心的外傷後ストレス障害（PTSD）
　　 112-115
　全般性不安障害／全般不安
　　症 91-94
　せん妄 151-154
　大うつ病性障害／うつ病 49-55
　他の医学的疾患による不安障害／
　　不安症 94-95
　統合失調症 120-125
　特定不能の不安障害／不安
　　症 96
　認知症 155-160
　パニック障害／パニック症 ... 79-82
　広場恐怖症 83-86
　物質誘発性不安障害／不安症 ... 95
不注意
　せん妄 151-154
　注意欠如・多動性障害／注意欠如・
　　多動症（ADHD）
　　 25-29
　認知症 155-160
　物質依存 140-143
　物質中毒 145-146
　物質乱用 143-145
　物質離脱 146-147
不眠
　気分循環障害 74-75
　せん妄 151-154
　双極Ⅰ型障害 64-70
　双極Ⅱ型障害 70-73
　大うつ病性障害／うつ病 49-55
　短期精神病性障害 132-133
　統合失調症 120-125
　統合失調症様障害 126
　認知症 155-160
　物質依存 140-143
　物質中毒 145-146
　物質乱用 143-145

物質離脱 146-147
　　不眠障害 187-189
　フラッシュバック
　　急性ストレス障害 116
　　心的外傷後ストレス障害（PTSD）
　　　.. 112-115
　　物質依存 140-143
　　物質中毒 145-146
　　物質乱用 143-145
　　物質離脱 146-147

ま

妄想
　共有精神病性障害（二人組精神病）
　　.. 131-132
　双極Ⅰ型障害／精神病性病像を
　　伴う重度 65
　双極Ⅱ型障害／精神病性病像を
　　伴う重度 70-73
　大うつ病性障害／うつ病／重傷，
　　精神病性病像の特徴を伴うもの
　　.. 50
　他の医学的疾患による精神病性障害
　　.. 135
　短期精神病性障害 132-133
　統合失調感情障害 126-127
　統合失調症 120-125
　統合失調症様障害 126
　特定不能の精神病性障害 137
　物質誘発性精神病性障害
　　... 134, 147-148
　妄想性障害 127-130

ら

離人症
　境界性パーソナリティ障害
　　.. 163-164
　短期精神病性障害 132-133
　統合失調感情障害 126-127
　統合失調症 120-125
　統合失調症様障害 126
　パニック障害／パニック症 ... 79-82
　物質依存 140-143
　物質中毒 145-146
　物質乱用 143-145
　物質離脱 146-147
　離人感・現実感消失障害／離人感・
　　現実感消失症 231-233

症状による疾患の索引　　　　**251**

■訳者一覧

大野　裕 ［おおの ゆたか］

(独) 国立精神・神経医療研究センター認知行動療法センター長
(一社) 認知行動療法研修開発センター理事長

1950年，愛媛県生まれ。1978年，慶應義塾大学医学部卒業と同時に，同大学の精神神経学教室に入室。その後，コーネル大学医学部，ペンシルバニア大学医学部への留学を経て，慶應義塾大学教授（保健管理センター）を務めた後，2011年6月より現職。Academy of Cognitive Therapyの設立フェローで公認スーパーバイザ，日本認知療法学会理事長。一般社団法人認知行動療法研修開発センター理事長，日本ストレス学会理事長，日本ポジティブサイコロジー医学会理事長，日本うつ病学会や日本不安障害学会の理事などを務める。

　　著書──『こころが晴れるノート』（創元社），『はじめての認知療法』（講談社現代新書）など多数。
　　　　　認知療法・認知行動療法活用サイト『うつ・不安ネット』監修。

中川　敦夫 ［なかがわ あつお］　　　　　　　　　　　　　　●第1・7章担当

慶應義塾大学医学部クリニカルリサーチセンター特任講師

1999年，慶應義塾大学医学部卒業後，同大学精神神経学教室に入室。その後，桜ヶ丘記念病院にて精神科臨床研修ののち，2004－2006年，コロンビア大学医学部精神科学教室 Division of Neuroscience に Research Fellow として留学。2011年，独立行政法人国立精神・神経医療研究センタートランスレーショナルメディカルセンター臨床研究教育研修室長および同センター認知行動療法センター認知行動療法研究室長を経て，2013年4月より現職。
日本認知療法学会幹事，日本自殺予防学会評議員，International Society of Affective Disorders Fellow，日本若手精神科医の会初代会長などを務める。

　　訳書──『ロンドン大学精神医学研究所に学ぶ精神科臨床試験の実践』（医学書院）など。

柳沢　圭子 ［やなぎさわ けいこ］　　　　　　　　　　　　　●第10～18章担当

翻訳業

上智大学外国語学部英語学科卒業。

　　訳書──『統合失調症と家族』（金剛出版），『自殺で遺された人たち（サバイバー）のサポートガイド』（明石書店），『アスペルガー症候群・高機能自閉症の人のハローワーク』（明石書店）など。

■翻訳協力者一覧

野上 和香 [のがみ わか] ●第2章担当

慶應義塾大学医学部精神神経科学教室

阿部 晃子 [あべ あきこ] ●第2章担当

横浜市立市民病院神経精神科

工藤 由佳 [くどう ゆか] ●第3・6章担当

慶應義塾大学医学部精神神経科学教室

中尾 重嗣 [なかお しげつぐ] ●第4章担当

桜ヶ丘記念病院

小口 芳世 [おぐち よしよ] ●第5章担当

慶應義塾大学医学部精神神経科学教室

西山 豪 [にしやま ごう] ●第8章担当

桜ヶ丘記念病院

久江 洋企 [ひさえ ひろき] ●第9章担当

桜ヶ丘記念病院

精神疾患診断のエッセンス
DSM-5の上手な使い方

発行	2014年3月10日
五刷	2018年10月20日

著者　アレン・フランセス

訳者　大野　裕
　　　中川　敦夫
　　　柳沢　圭子

発行者　立石　正信

発行所　株式会社　金剛出版
　　　　〒112-0005
　　　　東京都文京区水道1-5-16
　　　　電話 03-3815-6661
　　　　振替 00120-6-34848

印刷・製本　三報社印刷

ISBN978-4-7724-1352-7 C3047
Printed in Japan©2014

精神医療・診断の手引き
DSM-IIIはなぜ作られ, DSM-5はなぜ批判されたか

[著] 大野 裕

● 四六判　● 並製　● 204頁　● 定価 **2,400**円+税
● ISBN978-4-7724-1386-2 C3047

精神科診断は
「症状をじっくりと観察する」ことが第一である。
DSM-III成立から
DSM-5出版までの流れを追いながら，
著者の精神科医療への思いを綴る。

認知療法の技法と実践
精神療法の接点を探って

[著] 大野 裕

● A5判　● 上製　● 272頁　● 定価 **3,600**円+税
● ISBN978-4-7724-1052-6 C3011

精神分析的治療から
統合的治療の中における
認知療法へと到達した
著者の精神療法経験を集大成。
精神療法技法を学べる優れた臨床書。